すべての疲労は脳が原因

梶本修身
Kajimoto Osami

a pilot of wisdom

目次

第二章　疲労の原因物質とは

第三章　日常的な疲労の原因はいびきにあった――84

第四章　科学で判明した脳疲労を改善する食事成分

企画構成　朝日奈ゆか／品川緑／岩田なつき（ユンブル）
編集協力　井上健二
図版作製　クリエイティブメッセンジャー

はじめに　疲労を科学することとは

「疲労」と聞くと「ガス欠」、すなわち車のガソリンがゼロになるようにエネルギーが枯渇するイメージを持っている人も多いと思います。また、「仕事や運動をすればエネルギーを消費するから体が疲れるのは当たり前」と思っている人も多いのではないでしょうか。

結論から申し上げると、エネルギー自体が枯渇して疲労を起こすことは滅多にありません。仕事や運動をして体の疲れを感じるのは、エネルギーが不足したからではないのです。

日本は「疲労大国」と言われ、私も所属していた文部科学省の疲労研究班が２００４年に行った疫学調査では、日本人の約60％は何らかの疲れを感じていることが判明しています。さらに、「半年以上疲労が持続して悩んでいる」人が40％近くも存在するという報告もあります。過労死を意味する「ＫＡＲＯＳＨＩ」は英語圏でもそのまま使われており、２００２年からはオックスフォード英語辞典のオンライン版にも掲載されているほどです。

それほど日本では「疲労」が浸透しているにもかかわらず、一方で、実は、疲労の原因やその科学的なメカニズムはほとんど理解されていないのが現状なのです。

たとえば、あなたは次のような疲労回復説を耳にしたことはありませんか。

- 運動でストレスを発散すると疲れもすっきりとれる
- ニンニク料理、ウナギ、焼肉、栄養ドリンクで疲れは軽減する
- 休日に人気の温泉地でたっぷりお風呂に入って、疲れをとる
- 残業の疲れは、楽しくお酒を飲めばリセットできる

これらはすべて、科学的な根拠に裏打ちされているものではありません。それどころか、むしろ疲労を悪化させるリスクのほうが高いことがわかっています。どこがどう間違っているかについては、本書で一つひとつ解き明かしていきますが、こうした実は根拠のない説を信じてしまい、疲労をどんどん悪化させていることも日常生活の中に非常に多いのです。

では、一般にみられる疲労がエネルギーの枯渇が原因でなければ、そもそも、なぜ、そして、どのようにして疲労は起きるのでしょうか。

その答えは、「細胞のサビ」にあります。「酸化ストレス」という言葉を耳にされたことがあると思います。酸化ストレスとは、体内で活性酸素が過剰に発生することで引き起こされる有害な作用を言います。疲労は、細胞がこの酸化ストレスにさらされることでさびてしまい、細胞本来の機能を維持できなくなることで起こるのです。

もちろん、疲労を起こす原因のすべてが酸化ストレスというわけではありません。がん患者の場合は、がん細胞による体全体への悪液質が発生し、それが疲れの原因になります。また、風邪をひいた際にはインターフェロンというタンパク質の一種が分泌され、それが体温を上げてウイルスの繁殖を抑えると同時に、防御的に活動量を抑えるため精神状態をうつにして疲労感を覚えさせます。このように、疲労とは症候群であり、原因はさまざまです。しかし、大多数の健康な人においては、エネルギーの枯渇でもインターフェロンのせいでもなく、細胞への酸化ストレスが大きく関《かか》わっています。

では、体のどこで酸化ストレスがもっとも激しいのでしょうか。

言い換えれば、体の中でどこがいちばん疲れやすいのでしょうか。

たとえば、長時間のジョギングや暑い中ゴルフをしていると、「体が疲れた」と感じることでしょう。しかし、私たちの研究によれば、4時間、体に負荷を与える運動を続けても、実は筋肉や肝機能などにはほとんど影響しないことがわかっています。

では、疲れていないのに、なぜ「体が疲れた」と感じるのか？

その答えは「脳の自律神経の中枢」にありました。

ヒトは、運動を始めると、数秒後には心拍数が上がり、呼吸が速く大きくなります。また、体温の上昇を抑えるために発汗します。それを秒単位で制御しているのが「脳の自律神経の中枢」と呼ばれる視床下部《ししょうかぶ》や前帯状回《ぜんたいじょうかい》なのです。運動が激しくなると、この「脳の自律神経の中枢」での処理が増加します。その結果、脳の細胞で活性酸素が発生し、酸化ストレスの状態にさらされることでさびつき、本来の自律神経の機能が果たせなくなります。これが脳で「疲労」が生じている状態、つまり「脳疲労」です。そして、ヒトは、そのときに「体が疲れた」というシグナルを眼窩前頭野《がんかぜんとうや》に送り、「疲労感」として自覚するのです。

世界的にみて疲労の研究の歴史はまだ浅く、日本において国が研究をスタートさせたのは1990年代です。1984年にアメリカのネバダ州で「慢性疲労症候群」の患者が発見されたのを機に、日本では1991年、厚生省（現・厚生労働省）がこの病態の対策として研究班をスタートさせました。

1999年に文部科学省の研究班があとを継ぐ形で、「疲労および疲労感の分子・神経メカニズムとその防御に関する研究班」を発足、2003年には大阪市立大学と大阪市、医薬品と食品メーカー18社、総合医科学研究所が産官学で連携し、「疲労定量化及び抗疲労食薬開発プロジェクト」（以下、「抗疲労プロジェクト」と呼びます）を立ち上げるにいたりました。私はこのプロジェクトのリーダーを務めました。その後、文部科学省は大阪市立大学を、「21世紀COE（センター・オブ・エクセレンス）プログラム」（2003年から3年間）として日本における疲労の最先端研究拠点に選び、私はそれまで勤務していた大阪大学から同大学に移って抗疲労の食薬、環境、空間の研究と開発を続けています。

日本は疲労大国であるがゆえに、その分野の研究はいまや世界でトップクラスの水準となっています。大阪市立大学大学院医学研究科は「国際疲労研究センター」「抗疲労食薬開発センター」「疲労クリニカルセンター」を設置して日本の疲労研究の代表的機関となりました。また、同大学院の取り組みは疲労研究の基幹拠点として世界の医療界から注目されています。２００５年には日本疲労学会が設立されています。

「抗疲労プロジェクト」の研究テーマでもある「疲労の定量化」方法の確立は、抗疲労医薬や食品、そして具体的な疲労回復法を開発する上で不可欠な技術です。定量化とは、事象を数量、数値で表すことを言います。つまり、「疲労の度合いを客観的な数値で表し、疲労を科学的に解明すること」を指します。

疲労やストレスが生活習慣病などの疾病にどう影響するかの研究は広く多くなされていますが、疲労そのものは個人の主訴という主観的な側面で診断せざるを得ない状況が長く続きました。

たとえば、生活習慣病の場合は血糖値や血圧、コレステロールの数値がその程度を客観的に示します。疲労においてもそのように、蓄積度や程度を測定するバイオマーカー（客観的指標）を開発し、疲労を定量化する方法を確立することができないだろうか。それができれば、日本人の過重労働や過労死を防ぎ、健康を維持すること、また過労による社会的経済的損失や医療費の抑制に貢献することが可能になるのではないか。現在、日本の「疲労の科学」はその指針に基づいた研究開発が急ピッチで進められています。

さらに私は科学的、医学的な研究結果をもとに、ヒトの日常生活において抗疲労の効果効能がある医薬品、食品、オフィスや住居の空間、生活環境づくり、また睡眠改善法を実践しているところです。

本書では、疲労とは何か、最新の抗疲労研究の結果から現代人の疲労の本質である脳疲労のメカニズムを探って、その解消法をお伝えします。前半の第一章から第三章は脳疲労と疲労について解説し、後半の第四章から第六章では脳疲労を解消するための科学的に根拠のあるメソッドを具体的に紹介します。

ここで本文に入る前に、脳疲労が溜《た》まっているかどうかを簡単にチェックするリストを用意しました。次の10項目に思いあたることがあるかを確認してみてください。

□ものごとはきりのいいところまでやらないと気が済まない
□ストレス解消のために体を動かすのが習慣である
□責任感があり、遅くまで残業しても苦にならない
□日中に眠気があり、大きないびきをかくと言われる
□集中力が高く、何かに没頭するとまわりがみえなくなる
□疲れたら栄養ドリンクをよく飲む
□屋外ですごす時間が長い
□長時間のドライブでも途中休憩をあまりとらない
□熱めのお風呂に長湯をするのが好きである
□休日は遠くのテーマパークやアウトレットに足を延ばす

以上の10項目のうち、ひとつでも思いあたることがあれば、脳疲労が蓄積している可能性があります。

本書の内容が疲労回復の一助になれば幸いです。

第一章　疲労の原因は脳にあり

「疲労」とは生体アラームのひとつ

臨床の現場にいますと、多くの患者さんが多様な理由で「疲れ」を訴えます。しかし、それがおもな症状で来院されることは意外と多くはなく、風邪や糖尿病などの生活習慣病、あるいはうつ病などの疾病を伴ったときに治療を求める人が少なくありません。

健康な人における疲労とは、日本疲労学会で「一般に運動や労力などの身体作業（運動）負荷あるいはデスクワークなどの精神作業負荷を連続して与えられたときにみられる、身体的あるいは精神的パフォーマンス（作業効率）の低下現象」と定義されています。

「パフォーマンスの低下現象」とは本来の能力を発揮できない状態であり、具体的には、

「思考力が低下する」「刺激に対する反応が鈍くなる」「注意する力が衰え、散漫になる」「動作が緩慢になる」「行動の量が低下する」という変化であり、さらには「目がかすむ」「頭痛がする」「肩こりが起こる」「腰が痛い」などの症状を言います。誰しも思いあたることでしょう。

私が所属していた文部科学省の研究班による「疲労および疲労感の分子・神経メカニズムとその防御に関する研究」の報告によると、2004年に大阪市近辺住民の男女2742名を対象にした疲労に関する疫学調査では、疲労感を自覚している人の割合は約60％で、その50％超（全体の39％）が「半年以上続く慢性疲労に悩んでいる」、さらにその半数近くの人が「疲労によって以前に比べ作業能力が低下し十分な作業ができないと感じる」という結果が出ました。「日本の就労人口を8000万人とすると、3000万人を超える人が半年以上に及ぶ疲労を覚えている」と試算しています。同時に、慢性疲労とは別の病態である「慢性疲労症候群」（58ページなどで詳しく述べます）の診断基準を満たす人も0・3％存在しています。

「疲労」とは、医学的には、「痛み」「発熱」と並んで人間の生体アラームのひとつと考えられています。つまり、「これ以上、運動や仕事などの作業を続けると体に害が及びますよ」という警報です。人は痛みや熱があると休息しようとしますが、もしもそれらの警報を発することができなければ、死にいたるまで作業を続けてしまう恐れがあります。その危険を回避するために、痛みや発熱と同様に疲労という警報を発し、それ以上の活動を制限するように働いています。疲労とは、生物が生命を守るために体の状態や機能を一定に保とうとする働き、「ホメオスタシス（恒常性）」のひとつであるわけです。

疲労はアラームである以上、通常、疲労感をもって自覚します。ただし、アラームが効かない状態、つまり疲労感を覚えることができずに運動や仕事の負荷作業を連続して行ってしまうと、過重労働で重篤な病気、また過労死につながることがあります。なぜアラームが効かなくなるのか、その詳細は後述します（25ページ〜）が、このとき、疲労はどこに蓄積されているのでしょうか。次に詳しくみていきましょう。

運動疲労の正体は脳だった

疲労やストレスの蓄積は、免疫力を低下させること、また、生活習慣病の発症リスクを高めることが多くの研究で知られています。近年、高齢化社会に際し、医療費削減の面からも生活習慣病などの予防医療の意義が唱えられ、疲労に対していかに対処するべきか、過労に陥らないための方策をどうするべきかについて、具体的な科学的知見が求められています。

疲労を科学的に解明するための国をあげての研究は先述のとおり、1991年に始まったばかりでまだ新しい分野ですが、疲労の蓄積度合いを計測する、すなわち定量化する試みは着々と進んでいます。

疲労の定量化のためにはまず、疲労の必須症状である「身体的あるいは精神的パフォーマンスの低下現象」がどの部位にどの程度及んでいるのかを評価する必要があります。人のパフォーマンスの低下現象は、唾液《だえき》、血液、尿、ホルモンなどの変化を生体情報として検出、定量化することができます。

「抗疲労プロジェクト」では、計96名の健康な人を対象に、4時間の運動負荷あるいは4時間の精神作業負荷をかけ、運動時あるいは精神作業時に、実際にどこにどれだけの疲労が生じているかを計測する負荷試験を行いました。試験では、自律神経機能検査や作業能力テストなどの生理的な疲労バイオマーカー（検査値や診断データなど、体の状態を客観的に測定し、評価するための指標）をはじめ、血液・唾液中からの生化学的あるいは免疫学的疲労バイオマーカーなどを駆使し、筋肉や肝臓や腎臓などの内臓組織、血液、呼吸組織などのダメージを測定しました。

その結果、スクワットやボクシングなど、筋肉を挫滅《ざめつ》させる一部の激しい運動を除いて、自転車こぎやジョギング程度の有酸素運動では筋肉はほとんどダメージを受けていないことが明らかになりました。

たとえば、ウサギ跳びなど筋肉を痛めつける激しい運動をした際には、筋肉がダメージを受けて筋細胞から逸脱した酵素、ＣＰＫ（クレアチンホスホキナーゼ。体内でのエネルギー代謝に関わっている酵素で、骨格筋・心筋・平滑筋・脳などに多く存在します）やＬＤＨ（乳酸脱水素酵素）が増加します。しかし、ゴルフや水泳では、有酸素運動の疲労感は同じように自覚するものの、これらの酵素の上昇は顕著ではありませんでした。つまり運動時の疲労と筋肉のダメージは必ずしも相関するわけではなかったのです。

この実験結果から、運動時に疲労が実際に生じているのは筋肉などの末梢《まっしょう》組織がおもではないことがわかりました。

では、運動時にもっとも疲れるのはどこか。

その答えは、実は脳そのものにあったのです。

たとえば1時間程度のジョギングをした際の疲労について考えてみましょう。ジョギングは下肢だけでなく上肢を含めた全体で筋肉を使います。筋肉は何kgもある丈夫なもの。ジョギング程度では筋肉自体を傷めることはありません。しかし、ジョギング中、筋肉以上に1秒たりとも休むことなく働き続けているものがあります。そう、呼吸と心拍です。ご存じのように呼吸は横隔膜や肋間筋などの呼吸筋、心臓は心筋によって動きますが、それぞれ勝手に動いているわけではありません。呼吸と心拍は、決して一定ではなく運動強度や体調に応じて、体が求める酸素必要度を秒単位で計算し、呼吸・心拍の速度や大きさを調節しています。人が、ひとたびこの調節を怠ると間違いなく数分以内に死んでしまうことでしょう。その調節をつかさどっているのが、先述（12ページ）の、脳の中にある「自律神経の中枢」と呼ばれる部位なのです。

「自律神経の中枢」では、体が正常に安定した状態を保つために、24時間、休むことなく秒単位で心臓や横隔膜などあらゆる器官や組織に指令を出し続けています。また、体温に関しても体の状態と外界の変化に合わせて発汗などで調節しています。

とくに、ジョギング中は速度や傾斜などによって体にかかる負荷も秒単位で刻々と変化することから、「自律神経の中枢」もフル回転で心拍、呼吸、体温を調節しなければなりません。体にかかる負荷が大きければ大きいほど司令塔である「自律神経の中枢」への負担も増大します。この「自律神経の中枢」の疲労こそが運動疲労の正体なのです。

「疲労」と「疲労感」は別の現象

疲労とは何かを科学的に理解するにあたり、もうひとつ重要な知見があります。それは、「疲労」と「疲労感」はまったく別の現象である、ということです。

たとえば、何時間も残業でデスクワークを続ける、マラソン大会で完走する、早朝からゴルフをするなどの場面を想像してください。どの行為も疲労が蓄積することは明らかであり、行為の時間が長くなるほどに刻一刻と疲労感を覚えることと思います。しかしながら、残業をして上司にほめられた、マラソン大会で目標の順位より上位に入った、ゴルフで好スコアが出たなどのよい成果が出た場合、「疲労感がふっとんだ」という経験は誰しもあるのではないでしょうか。

人は実際には疲労を起こしていても、それを感じるのは脳であるため、脳の複雑な働きによって疲労感を覚えないことがあります。物理的な疲労の程度と、主観的な疲労感は一致しないことが多々あるのです。

では、なぜ疲労と疲労感にギャップが生じるのでしょうか。

疲労を起こすのは、おもに脳内にある自律神経の中枢であることは前述したとおりです。そして、「疲労した」という情報を収集して「疲労感」として自覚させるのは大脳の前頭葉（35ページ参照）にある眼窩前頭野という部位であることがわかっています。

関西福祉科学大学の田島世貴《せいき》講師らのグループは、我々の「抗疲労プロジェクト」が開発したATMT（Advanced Trail Making Test＝視覚探索反応課題。ディスプレイに掲示した数字を速く正確に利き手のひとさし指で探索し、時間や正誤で測定する）を使用し、被験者の局所脳血流量の変化をPET（Positron Emission Tomography＝陽電子放射断層撮影）で検証して、「眼窩前頭野は疲労を感知する神経回路において中心的な役割を有する」ということを突きとめました。

つまり、疲労が起こるのはおもに自律神経の中枢（視床下部と前帯状回）、その疲労を自覚するのは眼窩前頭野というわけで、それぞれ部位が異なるのです。

達成感のある仕事が過労死をまねく

「過労死するのは人間だけ」という事実をご存じでしょうか。

疲労感は生体アラームのひとつであり、脳が疲れて脳がそれを感じていること、それゆえに疲労と疲労感は別の現象であると述べました。

そこで問題になるのは、疲労感が生体アラームとして効かなくなり、疲れが積み重なっているにもかかわらずそれを感じなくなることです。これは、人体にとってもっとも危険な状況です。仕事に生きがいを感じ、休む間もなく忙しく働くビジネスパーソンにこそ、その危険は高いと言えます。

では、なぜ人は疲労感という生体アラームが効かなくなるのでしょうか。

それは、ほかの動物にはみられないほどに発達した前頭葉が原因です。前頭葉は、「意欲や達成感の中枢」と呼ばれ、人間の進化にも大きく貢献してきました。ただ、ヒトではあまりにも前頭葉が大きくなったために、眼窩前頭野で発した疲労感というアラームを意欲や達成感で簡単に隠してしまうことがあるのです。我々研究者はこの現象を「疲労感のマスキング」と呼んでいますが、患者さんや一般の人に対しては、「隠れ疲労」「疲労感なき疲労」とも表現して警鐘を鳴らしています。

一方、前頭葉が小さいほかの動物、たとえばライオンは獲物を追いかけるとき、どれだけ空腹であっても疲労感を眼窩前頭野で自覚したらアラームに従って追いかけるのをやめます。前頭葉が発達していないヒト以外の動物では、意欲や達成感より疲労感というアラームを優先して行動するのです。それゆえ、ヒト以外の動物では過労死することはないというわけです。

これまで、私たちが行った過労死の研究でも、日ごろから仕事にやりがいや達成感がある、あるいは上司や同僚からの賞賛、昇進といった報酬が期待できて楽しく仕事しているときほど過労死のリスクが高いことがわかっています。楽しく仕事しているときほど「疲労感なき疲労」が蓄積されやすく、休まずに仕事を続けることで疲労は脳と体を確実に蝕み、果てには過労死にいたらしめるのです。

同じ現象は運動時にもみられます。「ランナーズ・ハイ」という言葉をどこかで耳にしたことがあると思います。長い距離を走るトレーニングを続けているとき、あるポイントを超えるとそれまでのつらさが消え、高揚感に変わる現象を言います。

そのときに脳内では、エンドルフィンやカンナビノイドといった物質が分泌されます。これらの物質は、疲労感や痛みを消すために防御的に分泌され、その結果、多幸感や快感に似た感覚が引き起こされるのです。これが疲労感のマスキング作用です。

疲労感がマスキングされたまま激しい運動を続けていると、脳にも、心臓などの体の部位にも、疲労が蓄積します。エンドルフィンやカンナビノイドは、脳内麻薬と言われるように、疲労感をマスクしますが、決して疲労を軽減するものではありません。その点でも、「ランナーズ・ハイ」の状態はたいへん危険と言えます。

厚生労働省発表の2014（平成26）年度「過労死等の労災補償状況」によると、過労を原因として脳や心臓疾患、精神障害を患って労災を申請した人は、年間774人にもなります。

疲労感のマスキングが脳疲労を蓄積させ、過労による重篤な病気や死亡の被害を増加させています。昇進や評価を得て達成感や充実感を覚えたとき、「実のところ、ここしばらくは脳や体を酷使《こくし》していなかったか。本当は疲れていないか。少しでも何らかの疲れのサインは出ていないか」を自ら慎重に、判断する必要があるのです。

「飽きた」は脳疲労の最初のサイン

体のどの部位に負荷がかかっても、疲労するのも疲労を感じるのも脳であることはおわかりになったと思いますが、次に疲労の実態を追究するには脳そのものの疲弊についても考える必要があります。

現代人が1日に触れる情報量はインターネットやスマートフォンの普及で著しく増加しています。江戸時代なら近所の情報だけで不自由なく暮らせたはずですが、現代社会では、世界情勢や国内の政治・経済から、いま流行《はや》っているドラマやヒット曲にいたるまであらゆる情報が日常生活に求められています。

総務省が２００９（平成21）年度に日本で流通している情報量を推定した結果、１日で

DVD約2・9億枚分にも達するという結果が出ました（「我が国の情報通信市場の実態と情報流通量の計量に関する調査研究結果・平成21年度 ―情報流通インデックスの計量」情報通信政策研究所　平成23年8月発表）。いまやスマートフォンさえあれば、指先ひとつで瞬時に海外出張中の同僚ともコミュニケーションがとれる時代ですが、それはすなわち、数えられないほどの大量の情報処理をつねに行っているということを意味します。

長時間のデスクワークやパソコン作業などで脳を使い続けると、こめかみのあたりが重くなる、頭がぼんやりする、肩が凝るなど体の部位に何らかの症状が現れると同時に、「飽きた」という感覚を覚えることがあるでしょう。それらはまさに脳が発する疲労のアラームですが、このうち、「飽きた」という感覚は、脳そのものが疲弊してきているという警告として注目する必要があります。

脳は千数百億個を超える神経細胞（ニューロン）の塊です。ひとつの神経細胞は1000個以上のほかの神経細胞とつながり、複雑な神経回路を張り巡らせています。

デスクでパソコンを使い続けるなどの作業を長時間行っていると、脳のある一定の神経回路に負荷が集中することになります。腕や足など体の部位で同じ動きを反復しているとそこがだるく感じてくるように、脳のひとつの神経回路を繰り返し使っているとその部分の神経細胞が「酸化ストレス」により疲弊することがわかっています。同じ神経細胞ばかり使っていると、その神経細胞は酸化ストレスにさらされ、「もうこれ以上、この神経細胞を使わないでくれ」という信号を発します。これが、「飽きる」という感情となって表れるのです。

ゆえに、後に詳しく述べますが、「飽きる」「疲れる」「眠くなる」は脳疲労の3大サインと言われています。

高速道路で長時間、自動車の運転をしていると、「飽きた」というシグナルが脳から早々に発せられます。直線が続いて信号もない高速道路での運転はきわめて単調な作業であり、脳の同じ神経回路を使い続けがちだからと考えられています。そんなときにはさっとサービスエリアに入ってコーヒーを飲むなどして休息をとればよいのですが、気分転換や休息をしないで運転を続けていると眠気や判断ミスなどが起こり、交通事故のリスクも高くなります。

つまり、脳疲労のサインである「飽きる」を無視して仕事や作業を続けていると、特定の神経回路が疲弊して機能が低下し、やがて頭がぼうっとする、全身がだるいなどの症状が現れるようになり、作業効率が低下することになります。

仕事でも運動でも何かの作業中に「飽きてきた」と感じたら、それは疲労のサインだと感じとって、休息をとる、気分転換をはかるなどしてから別の作業を行い、脳の疲労を和らげるよう習慣づけることが大事です。そのことは、作業の能率を向上させることにつながります。

同じ作業の繰り返しは脳の作業効率を低下させる

さて、「飽きた」という疲れの兆候が表れると脳の情報処理能力が下がると述べましたが、その仕組みを知るためには、脳がどのように情報を伝えているかを理解しておく必要があります。

脳を構成している神経細胞は、電気信号（活動電位、インパルス）でほかの神経細胞に興奮（情報）を伝えています。神経細胞と神経細胞は密着しているわけではなく、10万分の2㎜ほどの狭いすき間を隔てて接続しています。この接続部を「シナプス」と呼びます。

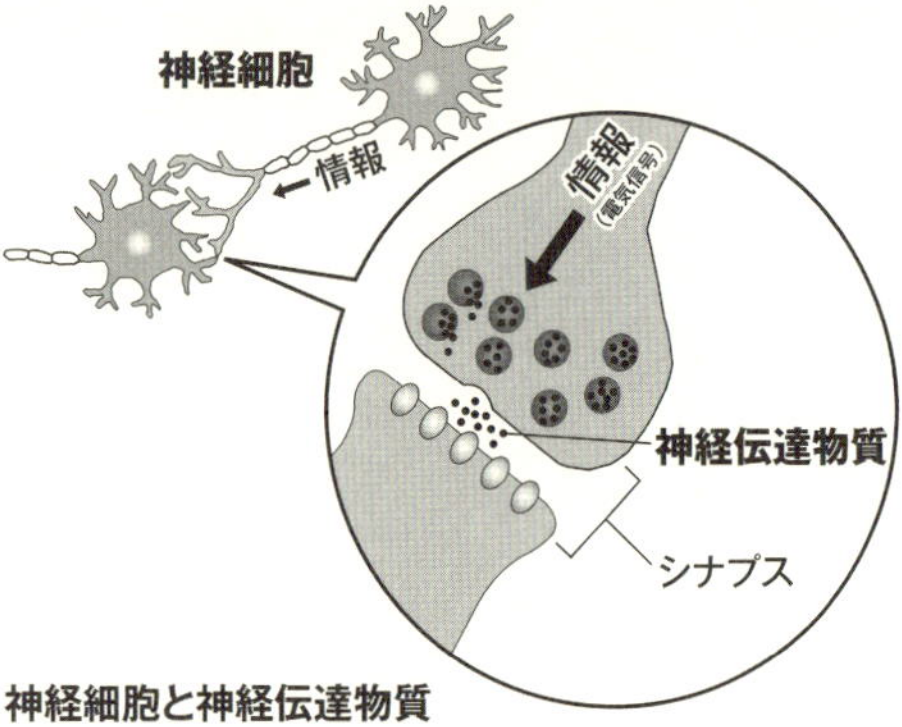

神経細胞と神経伝達物質

神経細胞の末端まで電気信号が届くと、神経伝達物質（アセチルコリンやノルアドレナリン、セロトニン、ドーパミン、ギャバなど）がシナプスに分泌されます。それを隣の神経細胞が受け取ると再び電気信号となり、興奮が情報として伝達されていきます。

　神経細胞の状態には活動状態（オン）になるか、あるいは休息状態（オフ）になるかのどちらかしかなく、神経細胞がオフからオンへと移行するには、電気信号がある一定の「閾値《いきち》（限界値）」を超えることが条件になります。「閾値」とは、興奮を起こすために必要な最小限の刺激の大きさのことです。「閾値」未満の刺激では何の反応も起こらないのですが、「閾値」を少しでも超えると特定の反応が起こります。

「閾値」は、同じ神経細胞ばかりを使って疲れが溜まってくると上昇するという特性があります。「閾値」が上昇するということは、オフからオンへ切り替えるために要する刺激の量が増えることを意味します。神経細胞が疲弊して刺激に鈍感な状態になると素早い興奮の伝達、つまり情報処理が行えなくなるため、脳全体の作業効率が低下するのです。これが脳が疲弊する原因のひとつです。

また、一度「閾値」が上昇してしまった神経細胞は、しばらく刺激がまったく行かない状態にしなければ、もとの敏感な活動状態に戻りません。

自動車の運転を例にとりましょう。長距離をドライブするとき、1時間ごとにサービスエリアなどで5分間の休息をとる場合と、3時間走ってから15分間の休息をとる場合を比べてみると、果たしてどちらが脳に疲労を溜めにくいでしょうか。

もうおわかりだと思います。どちらも3時間あたりにとる休息は15分間と同じながら、1時間ごとに5分間の休息を入れているほうが「閾値」の上昇具合は抑えられ、脳の情報処理能力の低下を防ぐことができます。3時間連続して休みなく運転を続けた場合は、

「閾値」が上昇するため、15分間程度の休息をとっても、1時間に5分ずつ3回の休息をとったときほどには回復しません。

結論として、仕事も自動車の運転も、「飽きた」と感じる前に早めに休息をとると、「閾値」は低めの状態でキープされ、脳全体のパフォーマンスの低下を未然に防ぐことが可能だといえるのです。

脳は大きく3つのブロックからなる

脳疲労のメカニズムについて理解を深めるために、ここで、脳の機能について確認しましょう。脳の構造はかなり複雑ということは知られていますが、領域や部位によって担う機能はそれぞれ異なりながらも影響しあっていると考えられています。

神経細胞の塊である脳は大きくわけて、「大脳」「小脳」「脳幹」という3つのブロックから構成されています。

このうち、脳のおよそ80％を占めているのは大脳です。言葉を話す、情報を処理する、記憶する、学習する、思考する、手足を動かすなどをつかさどる部分であり、一般には、

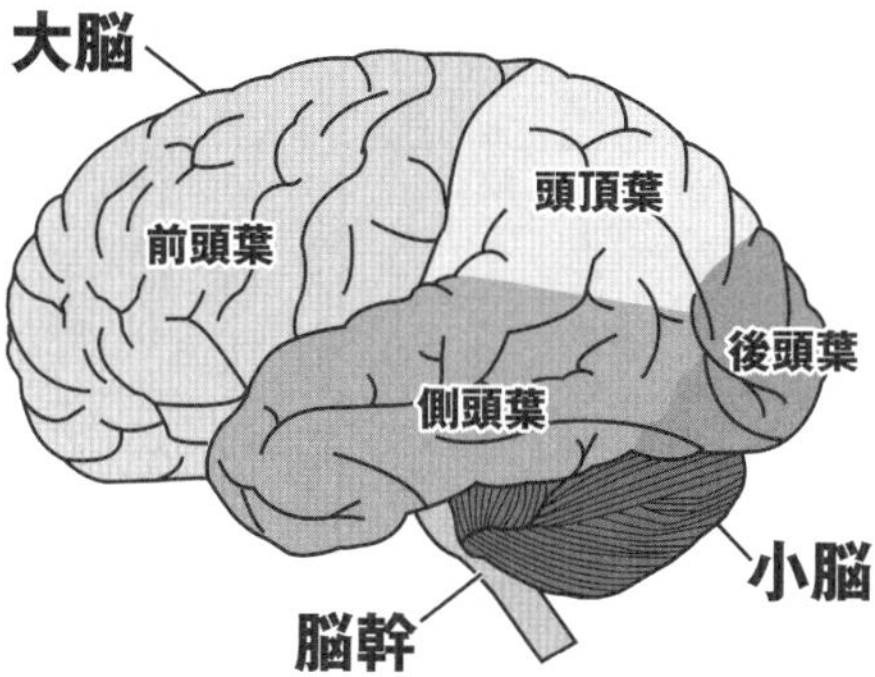

脳の構造

脳というと、この大脳を意味します。大脳は、人類が直立二足歩行をするようになり、重力に対して骨が垂直に並んで重たい頭部を支えられるようになってから、急速に発達した部分だと考えられています。

大脳はさらにおもに4つのエリアにわけられており、機能は次のようにまとめられますが、それぞれ独立して働いているのではなく、相互に連結されて大脳として機能しています。

【前頭葉】　大脳半球の中心を左右に走る溝より前方の領域。頭でいうと額の奥付近にある。思考する、創造する、言葉を話すなど高次の知的機能を担う「前頭前野」、体を動かす、運動する機能の「一次運動野」「運動前野」にわかれる。一般に、前頭葉と言えば前頭前野を指すことが多い。「脳の中の脳」とも呼ばれる。人間の進化と科学の発達を支えてきた意欲や達成感の中枢でもある。疲労感を感知する「眼窩前頭野」（24ページ）はここにある。

【頭頂葉】 大脳半球の中央頂部。頭の頂点付近にある。空間の認識、皮膚感覚、味覚、計算などの機能を担う。ほかの3つの領域に比べて機能が不明な点が多い。

【側頭葉】 大脳半球の側面。耳に近い側頭付近にある。聴覚と深く関わり、音を聞く、言葉を理解する、色や形を判断するなどの機能を担う。

【後頭葉】 大脳半球の後部。後頭部付近にある。視覚や色彩の認識を担う。

大脳の中心には左右をわける深い溝があり、右側を右脳、左側を左脳と呼びます。右脳は直感的な情報処理、左脳は理論的な情報処理に優れていると言われます。しかし、直感力に優れた人は大脳の右側が発達して大きくなっているとか、理論派は大脳の左側が発達して大きくなっているというわけではありません。脳の機能の使い方、いわば学習や習慣の違いで特徴的な分野が表出すると考えるべきでしょう。

次に「小脳」は大脳の下部にあり、脳全体の10分の1ほどの大きさです。小脳は知覚と運動機能を統合していて、運動やバランス感覚の調整などを担っています。人が倒れないでまっすぐに歩く、走る、自転車に乗るなどの運動が可能なのは小脳の働きによります。深酒をすると千鳥足になるのは、アルコールが小脳を麻痺《まひ》させ、運動とバランス感覚がうまく調整できなくなるからです。

「脳幹」は、延髄、橋《きょう》、中脳、間脳（視床、視床下部）の総称であり、呼吸、睡眠、食欲、性欲などをつかさどり、生命を維持するための機能を担います。自律神経の中枢は、この脳幹のうちの間脳の視床下部にあります。

では、大脳、小脳、脳幹という3つのブロックのうちで、脳疲労を起こしやすいのはどこでしょうか。

高次機能をつかさどる大脳は、仕事中、膨大な情報処理を行います。その点でもっとも消耗の激しい部位であり、神経細胞がさびやすい場所でもあります。ただ、大脳はそれぞれ役割分担があり、機能が局在化されているものの、疲弊すると周囲の神経細胞が代わりに働いてくれるため、疲労は分散されることも多いのです。その点で、疲労をもっとも起こしやすいのは、実は脳幹の間脳にある、自律神経の中枢の「視床下部」と、左右大脳半球間の信号を伝達する「前帯状回」と呼ばれる部位なのです。

次に、自律神経の中枢に脳疲労が溜まりやすい理由についてみていきましょう。

もっとも疲れているのは自律神経

12ページでも触れた自律神経とは、呼吸、消化吸収、血液循環、心拍数といった生体機能を調整している神経のことです。人の臓器、皮膚、血管、汗腺などほとんどすべての器官は自律神経の関与を受けています。

その中枢は、前述のとおり脳幹に位置する間脳の視床下部と前帯状回にありますが、さらに、視床下部の上部にある「大脳辺縁系《へんえん》」（大脳の一部の領域で、喜怒哀楽などの情動、意欲、記憶などに関係するとされます）の働きも視床下部に影響を与えていると考えられます。

人は無意識に呼吸し、空腹になると食事をとり、消化器で消化が進められて栄養素が吸収され、また外気温の変化にかかわらず体温は一定範囲内に保たれています。これらの生体活動にはすべて、自律神経の働きが関わっています。

運動をする、お風呂に入るなどすると体温は上昇しますが、放置すると体温が過度に上昇して体を構成するタンパク質が変成し、生体機能が停止してしまいます。そうしたことを避けるために、自律神経は血管を開いて血液循環を促し、発汗の効果で気化熱を奪って体温を下げようとします。こういった生体機能の調整は、自律神経によって1000分の1秒単位で行われています。

睡眠中でも、安静にじっとしているときでもこの機能は活動し続けるため、自律神経は24時間生命が続く限り働くことになります。

自律神経には、交感神経と副交感神経という2系統があります。

交感神経と副交感神経は臓器や皮膚、血管などの器官を双方でコントロールしており、これを「二重支配」と呼びます。さらに交感神経と副交感神経は正反対の役割を持って拮《きっ》抗《こう》的に働くため、これを「拮抗支配」、また一方が活発に活動しているときはもう一方の活動は抑制されるので「相反《そうはん》支配」とも呼ばれています。

交感神経は体を活動的にする働きがあり、心拍数や血圧、体温を上げ、血流を促し、消化吸収にブレーキをかけます。一方の副交感神経は体を休息させる働きがあり、心拍数や血圧、体温を下げ、血流をセーブして消化吸収を促進します。

このように交感神経と副交感神経がコンビを組むことで、心拍数、血圧、体温、呼吸といった生存に関わる機能を一定範囲内に保ち、体内環境を安定的に維持するホメオスタシス（恒常性）が可能になっているのです。

こう聞くと、交感神経と副交感神経という2本の神経のラインが全身に張り巡らされているように思えますが、それは誤解です。

視床下部と前帯状回にある自律神経の中枢には神経細胞が集まっており、そこに交感神経と副交感神経が働く割合を決めるスイッチがあるとイメージしてください。緊張しているときには交感神経が優位になるように、休息時には副交感神経が優位になるようにスイッチが入ります。

疲労のメカニズムを理解するための重要な要素となるため、ここで繰り返しますが、「抗疲労プロジェクト」の実験などで、激しい運動時に起こる疲れは、運動で酷使しているはずの筋肉そのものの疲労ではなく、多くは脳疲労であること、その脳疲労は自律神経の疲労に起因していることが判明しています。

運動を続けていると生体機能を調整している自律神経に疲労が蓄積するためホメオスタシスが働き、あたかも筋肉疲労を起こしたかのようなシグナルを出して運動をやめさせようとします。それが肉体的な疲労として自覚されます。

我々は日常で疲れを感じると、「今日の会議では精神的に疲れた」「肉体疲労がきつい」などとよく言いますが、その疲労はどこから来ているのか、どこが疲れているのかを突き詰めると、自律神経の中枢がある脳にその源があるといえるのです。

皆さんは、疲れが溜まったらどのような症状が現れますか。

頭痛がする、めまいがする、音や声が遠くに感じる、耳鳴りがする、体温調節がうまくいかなくなって火照《ほて》る、バランス感覚を失ってふらつきやすくなる、血圧が変動するなど、さまざまな症状を経験したことがあるはずです。このような疲労が蓄積した際に出現する症状こそ、まさに自律神経失調症の症状なのです。

つまり、疲労で出現する症状の多くは、自律神経にダメージを受けたときの状態と一致しているわけです。このことからも、疲労が自律神経の疲弊（ダメージ）で起きていることがご理解いただけると思います。自律神経は人が健康に生きていくためにもっとも重要な器官のひとつです。疲労の蓄積が激しいなど自律神経に何らかの変調が起こると、質の高い睡眠が得られなくなったり、心拍コントロールが困難となり心筋梗塞《こうそく》などのリスクも高まります。

疲労が蓄積すると視野が狭くなる

28ページからの節で、「飽きる」という疲れの兆候が表れると脳の情報処理能力が下がると述べましたが、「飽きる」というサインを無視すると、次には「疲れる」「眠くなる」というサインが出てきます。疲労を警告するにあたり、「疲れる」という感覚の前に「飽きる」というサインが先に出てくるのも、人の生体に備わった防衛システムと言えるでしょう。

「飽きる」「疲れる」「眠くなる」は脳疲労のサインです。この3大サインを無視して作業を続けていると、次には「視野が狭くなる」という症状が現れることがわかっています。

目でみて気づく、みつけることができる範囲を「周辺注意力視野」と呼びますが、この周辺注意力視野が狭くなってくるのです。

なぜ脳疲労が溜まると周辺注意力視野が狭くなるのか。その根本的な理由は、人の脳は視覚から90％近くの情報を得ているという点にあります。

視覚からの情報はそれほどに量が多いため、当然、脳に対する負荷は大きくなります。そこで脳疲労が溜まり始めると、脳が周辺注意力視野を狭めて視覚情報の量を意図的にコントロールし、減らそうとするホメオスタシスが働きます。

目を閉じれば視覚情報はシャットアウトできますが、日常生活で目を閉じながら行動するのは危険を伴います。そこで無意識のうちに周辺注意力視野を狭くして、流入する視覚情報の量を効率的に低減させて脳疲労を抑えようとするのです。

さきほど、自動車の運転の例を出しましたが、自動車の運転では本来、周辺注意力視野を広くするべきです。真正面だけではなく、隣の車線を走る自動車、対向車、後続車、バイク、歩行者といった周囲の動きにもつねに注意を向けておく必要があります。ところが、長時間の運転や睡眠不足による脳疲労から周辺注意力視野が狭くなると、注意力を前方にフォーカスしようとします。

その結果、正面ばかりに注意を向けることになり、交差点での対向車の右折や歩行者の急な飛び出しなどに気づくのが遅れ、事故を起こす危険度が高くなります。つまり、脳科学の観点からも、「疲労を感じているときに自動車を運転するのは危険だ」ということになります。運転中に運転に飽きたら視野が狭くなっているかもしれません。飽きたと感じたら疲労が蓄積されていると判断し、速やかに休息をとる必要があります。

眼精疲労の原因は自律神経にある

前述のように脳に入る情報の90%近くは、目を介して視覚情報として入ってきます。ITを活用しているビジネスパーソンには、デスクワークで1日中パソコンやタブレット端末とにらめっこするのがルーティンになっている人も少なくないでしょう。すると頻繁に目の疲労感を覚えるはずですが、この疲労の原因も、目の細胞の損傷によるものではなく、自律神経の疲労です。

しばらく休むと回復するようなら案じる必要はないと思われますが、かすみ、充血、だるといった目の症状に加えて、倦怠《けんたい》感や頭痛など、ほかの部位にも症状が出てくるようなら、かなり疲労が蓄積していると考えるべきです。なぜなら眼精疲労に陥っている可能性もあるからです。

医学的には、疲れ目と眼精疲労は区別されています。休息をとれば回復する場合が「疲れ目」で、休息や睡眠をとっても目の痛みやかすみ、充血、まぶしさなどに加えて頭痛、肩こり、吐き気、めまいなどの症状が残る、一時的に回復しても症状がぶり返して治療が必要な状態を「眼精疲労」と言います。

目はパソコンをみるときのように近くにもピントが合いますし、遠くの山々にもピントを合わせることができます。その自由自在のピント合わせを可能にしているのが、目のレンズに相当する水晶体の両端についた、毛様体筋《もうようたいきん》という筋肉です。毛様体筋が縮むとレンズが厚くなって近くにピントが合い、緩むとレンズが薄くなって遠くにピントが合います。

こうしたピント合わせをコントロールしているのが、自律神経です。交感神経が優位になると毛様体筋が緩み、レンズが薄くなって遠くにピントが合います。また、副交感神経が優位になると毛様体筋が縮み、レンズが厚くなって近くにピントが合います。

自律神経と目のピント合わせの基本的な関係は、ヒトが野生の環境に暮らしているときに確立した仕組みと考えられています。交感神経は緊張時や攻撃時に優位となり、副交感神経は弛緩《しかん》時や休息時に優位になります。

ヒトが野生動物と暮らしていたころ、いち早く外敵や獲物を発見するために緊張時は交感神経が優位になって遠くに焦点を合わせていました。それ以外の、緊張して遠くを監視する必要がないときは副交感神経が優位になって休息し、食べものや仲間など近くにピントを合わせていたと推測されています。ゆえに、目の解剖学的構造も交感神経優位では遠くに焦点が合うように設計されているわけです。

しかしながら、眼精疲労に悩んでいるビジネスパーソンは、野生の環境で暮らしているときとは正反対の状況に身を置いています。仕事をしているときは緊張感で交感神経が優位になっています。交感神経は遠くに焦点を合わせようとしますが、デスクワークではパソコンやタブレット端末など近くに焦点を合わせる必要があります。近くにピントを合わせるときは本来、副交感神経が優位になるはずのため、自律神経の作用に矛盾が生じます。

そんな状態が長く続くと自律神経の中枢が疲弊し、それが眼精疲労として表出します。

眼精疲労とは「自律神経を混乱させて、疲弊させるような真似はやめなさい」という自律神経の中枢からのアラームにほかなりません。

目薬をさしたり、ホットタオルで目を温めたりすると「疲れ目」なら症状は改善するかもしれませんが、眼精疲労は解決しないため、しばらくするとまた目に疲れを感じます。デスクワーク中は頻繁に席を立って休憩をとり、遠くの景色を眺めるなどしてできるだけ交感神経と副交感神経のバランスをとる必要があるのです。

集中力を高めるのは危険な行為

勉強や仕事で脳が疲労すると、「飽きる」というサインが最初に出る話をしましたが、その際に「集中力を高めなさい」というアドバイスをする人がいます。しかし、これは科学的に考えて間違ったアドバイスです。というのも、「集中する」という行為は、同じ神経回路ばかりを使うことを意味するからです。前述のとおり、同じ神経回路を使うことになる、「集中する」行為は、むしろ疲労を蓄積させることになります。

それに、たとえば野生で暮らす動物においては、目の前の獲物にだけ意識を集中させると、注意がおろそかになった背後から天敵に襲われて自分自身が食べられる可能性があります。動物においては意識を集中させるのではなく、注意をうまく配分して意識を分散させることが重要なのです。

一般に、「集中力が高い」というのは賞賛の対象となりますが、トップアスリートになると、集中しているときほど周りがみえているといいます。

スポーツ選手が極度の集中状態に入ることを「ゾーンに入る」と言います。これはスピードスケートと自転車競技でオリンピックに出場した経験を持つ橋本聖子さんから直接聞いた話ですが、トップアスリートがゾーンに入ると、1か所だけに集中するのではなく、全体を俯瞰《ふかん》でみることができるようになるそうです。橋本さんは、「競技にはライバルがいるため、自分だけに集中するのではなく、ライバルの状況も全体の環境も俯瞰していたほうがよいパフォーマンスができるようになる」と言っています。

ゾーン体験のメカニズムについては、最新の脳科学でも完全な説明をするのは困難ですが、少なくとも脳の一部だけの神経回路を使っているよりも、脳全体を活性化してバランスよく使えている状態ではないかと推測されています。

野球では、ピッチャーがセットポジションから投げるまでの静止時間が3秒以上になると、バッターボックスの打者は集中力を維持できずにタイムを要求する傾向があります。陸上短距離のスタートも同じです。人の集中力は、極限なら数秒、ある程度の緊張感を伴う集中でもせいぜい1時間から1時間半しか持続しないことが脳科学の研究でわかっています。

脳のパフォーマンスを高めるためには、脳疲労の観点から、飽きてきたらそれ以上集中しようとせずに、休息をとって別の作業を行うほうが効率的だといえます。

終業後のスポーツクラブ、土日の早朝ゴルフは危険

仕事を終えてから、スポーツクラブでトレーニングに励むビジネスパーソンもいますが、これは少なからず危険を伴う行為です。

「仕事で疲れていても、運動して汗をかくとストレス発散になって疲れがリセットされる」という意見をよく耳にしますが、仕事で脳に疲労が溜まっているところに、さらに運動で自律神経の疲労を溜めたら、疲れもストレスも倍増します。疲れがリセットされたと

感じるのは、前述のとおり、運動することでエンドルフィンやカンナビノイドなど、脳内麻薬と呼ばれる物質が疲労感を隠すマスキング作用が働くからであり、「疲労感なき疲労」「隠れ疲労」が蓄積するだけです（26ページ）。

これらの作用はほどなく時間とともに消滅しますが、休息をとらない限り、脳疲労はリセットされないままです。仕事のあとにスポーツクラブなどで運動する時間があるならば、むしろ早く家に帰って休息をとるほうが脳疲労は改善します。

また仕事熱心なビジネスパーソンは、休日に早朝ゴルフに出かけるのも危険です。前日、夜遅くまで残業して疲れきった状態で早朝にゴルフ場へ向かい、ティーグラウンドに立った第1ホール、すばらしい景色の中でドライバーを振るのは気持ちいいことでしょう。しかし、ボールはフェアウェイを外れて山すそへ。右左に走りながらグリーンで息を止めてパットするとき、心拍と血圧は乱れ、自律神経の疲労はピークに達します。そして、自律神経が破たんし、心筋梗塞や脳出血を起こします。

医学的には、健康を損ねる前に自らの疲労のサインを見逃さないことこそがもっとも重要なのです。

スポーツや楽器演奏での反復練習が飽きない理由とは

同じことを繰り返すと「飽きる」「疲れる」などのサインが現れると述べましたが、ここで、スポーツの反復練習と脳の関係について説明を加えておきましょう。

ゴルフやテニスのスイングのように、スポーツでは同じことを反復するトレーニングを行いますが、飽きるということは少ないでしょう。それは、反復練習が求められるスポーツの動きには、刺激やストレス、加齢によって疲れが生じにくい小脳（37ページ）が関わっているからです。

ゴルフやテニスのスイングのような動きをマスターすることを、脳科学では「手続き記憶」と呼んでいます。脳に収められている記憶には「エピソード記憶」「意味記憶」、そして「手続き記憶」という3種類があります。

「エピソード記憶」とは、個人が体験したイベント（出来事）の記憶です。「テレビで錦織《にしこり》圭選手の活躍をみて感動した息子がテニスを始めた」という感情や時間などを含む個人的な記憶です。

「意味記憶」とは、「テニスは、コート内で黄色のボールを打ち合うスポーツ」といった、ものごとの常識的な意味を表す一般的な知識・情報についての記憶を言います。

「手続き記憶」とは、テニスのサーブ、自転車の乗り方、パソコンのタッチタイピング、楽器の演奏のように、同じ体験を反復してマスターする動作のことを言い、「体で覚える記憶」とも表現します。

「エピソード記憶」と「意味記憶」は大脳が、「手続き記憶」は小脳が大きな役割を果たしています。大脳にインプットされている「エピソード記憶」は加齢によって薄らいでいきます。また、認知症になると「意味記憶」も障害されるケースがあります。しかし、小脳の機能は加齢によって失われにくいという特徴があります。

反復練習を通して、一度自転車に乗れるようになったら、十数年ぶりにサドルにまたがっても倒れないで乗りこなせるでしょう。スキーを覚えたら久しぶりにゲレンデに出てもそれなりに滑ることができるものです。このように、一度小脳にインプットされた「手続き記憶」は長期間にわたって消えることはなく、無意識に毎回同じ動きができるようになります。

喫煙の習慣を持つ人が認知症になっても、意外なほど火の不始末は少ないと言われています。これは、大脳の機能が損なわれたとしても、小脳の機能は保たれているためと考えられます。タバコに火をつけてフィルター近くまで吸い、吸い終わったら消すという一連の動作が小脳に「手続き記憶」として保存されているからです。

このように、「手続き記憶」は疲れにくい小脳にインプットされているので、脳疲労につながらないと言えます。

脳の神経細胞は新生しないため疲労が蓄積しやすい

脳疲労が蓄積すると回復が難しくなり、酸化ストレスによって脳の老化を進めることになります。そのメカニズムは第二章で述べますが、疲労をまねく因子のひとつに「加齢」があります。

加齢から脳疲労が起こるプロセスは、皮膚の日焼けに置き換えてみるとイメージしやすいでしょう。日光の紫外線を浴びると皮膚にダメージが及び、赤くなったり、しばらくすると黒くなったりします。日焼けが一時的なものなら、ほどなく皮膚は元の白い状態まで回復していきます。とくに若いころは回復力が高いことが知られています。

ところが、繰り返し日焼けをしていると、皮膚の細胞にダメージが蓄積していきます。大人になると皮膚の回復力も低下します。皮膚がダメージから回復しないうちに紫外線を浴びると日焼けが一過性のものではなくなり、回復できないシミやシワとなっていきます。このシミやシワこそ、皮膚の老化による症状です。

同様に、脳を使っていても、睡眠などの休養を怠っていると、脳疲労が蓄積します。脳と睡眠との関連は第三章で述べますが、皮膚にシミやシワができるように、回復しないまに脳疲労が蓄積すると脳は老化し、老化した神経細胞が増えると認知機能の低下をまねきます。

これまでの我々のさまざまな研究から、脳疲労は、皮膚のような体の器官の疲労よりも蓄積しやすいことがわかっています。なぜなら、古くなった細胞は細胞分裂で新陳代謝をして新たに生まれ変わりますが、成人の脳を構成する神経細胞は細胞分裂を終えた細胞です。最近の研究で、一部の神経細胞は大人になってからも新生することがわかってきましたが、大部分の神経細胞は生まれ変わることはありません。そのため、慢性的な脳疲労は自然と脳の老化をまねくことになります。

脳の急な老化を防ぎ、高齢になっても認知機能を保っておくには、毎日の生活で脳疲労を溜めない工夫が必要だといえます。

疲労を放置すると生活習慣病、メタボのリスクが高まる

疲労が老化をまねくと述べましたが、老化に伴う健康上の最大のリスクは、「生活習慣病」です。

生活習慣病に関わるさまざまな研究で、「疲労を放置すると生活習慣病のリスクが高まる」ことが明らかになっています。

体は「神経系」「内分泌系」「免疫系」のメカニズムの相互の働きによって、体内環境を一定のコンディションに保とうとします。この仕組みが前述のホメオスタシスですが、ストレスなどホメオスタシスを乱すような出来事があると、まずは神経系の自律神経が素早く反応します。神経系は素早く反応できるのが長所ですが、何日間も続けることができないため、負荷が数日も続くと自律神経失調症（41ページ）のような症状を起こすことがあ

ります。

そうなると次に対応するのは内分泌系です。内分泌系とは、ホルモンによってホメオスタシスを保つシステムです。ホルモンは体の各器官で作られる化学物質の一種です。ホルモンは、細胞にキャッチされて作用を発揮するため、機能調整をするべき特定の細胞にピンポイントで効くというメリットがあります。神経系よりも反応スピードは遅いものの持続性はあり、狙《ねら》ったところに効く確実性では内分泌系が優れています。

疲れやストレスが長期化すると、脳からの指令で腎臓の隣にある副腎皮質という器官から「ステロイドホルモン」が分泌されます。ステロイドホルモンの役割をかみくだいて言うと、「ホメオスタシスを乱す勢力への無駄な抵抗をやめて、なすがままに任せること」となります。

長きにわたる外的刺激に無理に逆らおうとするとエネルギーを消費するため、疲労が深刻化します。そこで人の体は、ステロイドホルモンを分泌してエネルギーを節約しているのです。いずれ節約したエネルギーを用いて、状況が変わったときに速やかにホメオスタシスを回復するのがねらいです。

ただし、このステロイドホルモンは大量に分泌されると血管を老化させて動脈硬化のリスクを高めるなど、生活習慣病の引き金となってしまいます。

またステロイドホルモンは、血糖値を下げるホルモンであるインスリンの効き目が悪くなる「インスリン抵抗性」を引き起こし、高血糖や肥満をもたらします。高血糖、肥満を放置していると、糖尿病、高血圧、脂質異常などの生活習慣病、また、メタボリックシンドローム（内臓脂肪症候群。メタボ）にかかりやすくなるのは明白です。

ホメオスタシスの変調に内分泌系で対処できなくなると、いよいよ最後の砦《とりで》ともいえる免疫系がホメオスタシスを保つ主役となります。免疫系とは、血液中の白血球を中心とするメカニズムであり、外敵をみつけて攻撃する働きを持っています。

がんの芽をみつけて摘み取るのは、免疫系の役割です。人体では毎日1兆個の細胞が死んで、1兆個の細胞が新たに生まれる新陳代謝が休みなく行われています。新たに生まれる1兆個の細胞には、およそ5000個のがん細胞が含まれていますが、免疫系はそうしたがん細胞を外敵としてとらえ、攻撃してがんが進行しないように人の体を守ろうと働きます。

疲労が慢性化すると免疫系が疲弊し、がんに対する防衛力もダウンします。また前述のステロイドホルモンには、免疫力を下げる働きもあります。

日本人の三大死因は「がん（悪性新生物）」、心筋梗塞などの「心疾患」、脳梗塞、脳血栓などの「脳血管疾患」ですが（高齢者に多い「肺炎」を除く）、疲労を放置するとそのいずれのリスクも高くなる恐れがあるのです。

疾病としての疲労「慢性疲労症候群」は治療が必要

本書で取り上げている「疲労」とは、病気ではない生理的な疲れのことですが、この概念とは別に、「慢性疲労症候群」と呼ぶ重篤な疾病があります。日本では50万人ほどがかかっていると推定されています。

勘違いをされることが多いので、ここで念を押しておきますが、「慢性疲労症候群」とは、健康な人の疲れやストレスが慢性化している状態を指すのではありません。その実体は日常生活に著しく支障が出るような強い疲労感を長期間感じる「疾病」なのです。ときには要介護となり、自立した生活が営めなくなります。その診断基準は「生活が著しく損なわれるような強い疲労感をおもな症状とし、少なくとも6か月以上この状態が持続、またはこれを繰り返している」というものです。身体的な症状としては筋肉痛、発熱、リンパ節の腫《は》れなどがあります。

患者さんやその家族からは、病気ではない単なる慢性的な疲労と混同される、怠け者のレッテルを貼《は》られるなどの誤解や偏見を避けるために、病名を変えてほしいという訴えもあります。２０１１年には世界の臨床医や研究者らが病名を「筋痛性脳脊髄炎」とすることを提唱しており、日本では「慢性疲労症候群／筋痛性脳脊髄炎」と並記することもありますが、まだ一般化していません。

「慢性疲労症候群」が初めて確認されたのは１９８４年、アメリカのネバダ州タホ湖畔にある小さな町でした。この町では風邪が流行したあと、２万人の町民のおよそ1％にあたる２００人前後が微熱、全身疲労、頭痛、筋肉痛に襲われてしまい、それまでは普通にできていた日常生活が営めなくなる事態が見受けられました。この症状を調査したアメリカ疾病対策センター（ＣＤＣ）が“Chronic Fatigue Syndrome”と名づけ、「慢性疲労症候群」と訳されたのです。日本ではこの動きを受け、１９９１年に厚生省（現・厚生労働省）

により、慢性疲労症候群調査研究班が組織されました。

ネバダ州でのケースではウイルス感染が疑われたことから、当初は「疲労が感染するかもしれない」と話題になりましたが、現在ではウイルス感染をおもな原因とする見方は少数派です。

原因として過度のストレス、脳内でエネルギーを生み出しているカルニチンの代謝異常などが考えられており、そこには遺伝的な素因が関わっているという報告もあります。

最近になって、「慢性疲労症候群」の患者さんの脳内では、血流が低下する、疲労を解消するセロトニンの輸送体が減る、脳内の免疫細胞が活性化して炎症が起こることがわかってきました。その結果、脳が「疲労がとれない」とアラームを出し続けているというものです。

現在のところは確立した治療法はありませんが、患者の60％は再発を繰り返しながらも軽快し、20％は自然治癒に向かうという報告があります。

繰り返しますが、「慢性疲労症候群」は、本書で述べている「疲労」とは異なる病態です。「慢性疲労症候群」の疑いがあって日常生活、社会生活を営むのが困難になってきている場合は、一刻も早く専門の医療機関を受診する必要があります。

第二章　疲労の原因物質とは

乳酸は疲労の原因ではない

前章で、あらゆる疲労の本質は「脳疲労」であるとわかっていただけたと思います。この章ではもう一歩踏み込み、脳で疲労を起こしている元凶が何なのか、最新の研究成果をふまえて解明していきます。

その前に、疲労の原因についての誤解を解いておきましょう。

これまで、疲労の原因物質とされてきたのは「乳酸」でした。乳酸とは、体内で糖質を代謝してエネルギー源として利用するときに生じる物質ですが、長らくこの乳酸が疲労の原因だと医学界では言われてきました。現在の医学では否定されていますが、いまも乳酸＝疲労物質と信じる人が少なくないようですから、乳酸と疲労との関わりについて触れておきます。

乳酸＝疲労物質説の源流になったのは、イギリスの著名な研究者であるアーチボルド・V・ヒル（1922年ノーベル生理学・医学賞受賞）が1929年に行った実験とその発表論文によります。「カエルから取り出した筋肉に電気刺激を与えるとパフォーマンスが落ち、それと並行して筋肉中の乳酸の濃度が上昇した」という報告です。

乳酸は酸の一種のため、筋肉中で濃度が高くなると筋肉が酸性に傾き、食事で得た栄養素をエネルギーに変える酵素の働きを悪くする。すると筋肉がエネルギー不足に陥って疲労が起こり、乳酸が脳にそれを伝えるシグナルとなって疲労感が自覚される——。これが乳酸＝疲労物質説に基づく疲労の説明です。

この乳酸＝疲労物質説は、近年の複数の研究によって「反証」され、誤りであることがわかりました。

カエルの実験の検証として、ラットやマウス、ウマなどの実験で「乳酸を投与しても、なにごともなかったように運動をし続ける」という結果が次々と発表され、「乳酸が溜まった筋肉ではパフォーマンスは低下するものの、乳酸がパフォーマンスの低下をもたらすという証拠にはならない」と結論づけられました。

また、乳酸は疲労物質であるから老廃物だ、という見方がありましたが、乳酸の働きについても解明されつつあります。

筋肉の2大エネルギー源は糖質と脂質です。このうち脂質は酸素がないとエネルギーを作り出せないのに対して、糖質は酸素の有無に関係なくエネルギーになります。

安静時や強度の低い運動時には、体内に酸素が十分にあることから、脂質が生命活動のおもなエネルギー源になっています。

一方、強度の高い運動をすると筋肉内の酸素の消費が増えるため、酸素がなくてもエネルギーになる糖質がおもなエネルギー源となります。乳酸は、この酸素の少ない環境下で糖質が代謝されるときに産生され、酸素が供給されだすと筋肉の細胞のエネルギー源として利用されます。このように、乳酸は老廃物などではなく、糖質の分解やエネルギーの再利用に働くということが判明しています。

また、乳酸＝疲労物質説が唱える「乳酸が増えると酸性化が進む」というのも思い違いです。筋肉内のpH《ペーハー》は一定範囲内に保たれており、運動によって極端に酸性に傾くことはありません。

さらに最新の研究では、乳酸の増加とそれに伴う若干の酸性化はむしろ筋肉の活動を促進することがわかってきています。運動中は、筋肉内だけではなく脳内でも乳酸が確認されています。ただしこの乳酸は、脳内の細胞（グリア細胞。神経細胞の周辺にあって、その役割をサポートする）から供給されているもので、疲労した筋肉で産生されて脳まで運ばれてきた乳酸ではありません。神経細胞のエネルギー源はおもに糖質ですが、この乳酸も同様に神経細胞のエネルギー源になっています。

これらのことから、疲労した筋肉では乳酸の濃度は高くなるものの、それは筋肉のパフォーマンス低下とは関係がないことがわかります。脳の疲労こそが筋肉の疲労をもたらしていることを理解しておきましょう。

疲れの直接の原因となるのは活性酸素である

乳酸が疲労をもたらす犯人ではないとしたら、何が疲労の原因となるのでしょうか。それは脳内で神経細胞を攻撃している「活性酸素」です。

活性酸素については近年、老化や生活習慣病、シミ・シワ、白内障などの原因になるということがわかっており、どこかで耳にしたことがあると思います。活性酸素とは、「呼吸で取りいれた酸素が体内で変化して、ほかの物質を酸化させる力が強くなった酸素の総称」を言い、具体的には、「スーパーオキシド」「ヒドロキシルラジカル」「過酸化水素」「一重項酸素」の4種類があるとされています。

まず知っておきたいのは、呼吸で取りいれる酸素のうち、1~2%はこの活性酸素に変化するということです。人が呼吸をしている以上、活性酸素は体内でつねに発生しています。活性酸素はほかの物質に対する反応性（活性）が高く、強力な「酸化」と呼ぶ作用を持っています。物質を作る最小単位の原子では、原子核の周囲を電子が回っていますが、活性酸素はほかの原子の電子を奪います。この化学反応が「酸化」です。後述しますが、酸化されて電子を奪われたほうの原子は、電子を失っているので不安定になり、本来の機能が果たせなくなります。するとその原子はまた別の原子を酸化させようと働き、これがドミノ倒しのように連鎖して細胞や組織を壊していきます。

ただし、活性酸素の酸化作用は、実は体内では有効に活用されています。たとえば、免疫システムを担っている白血球は活性酸素を出して体内に侵入したウイルスなどの外敵を攻撃し、無力化します。

しかし、その一方で活性酸素は体内で有害な外敵ばかりではなく、体を作っている細胞や遺伝子なども酸化させ、老化やがん、生活習慣病などの引き金ともなっています。

呼吸をしている限り活性酸素の発生は止められないため、人体には活性酸素の作用を抑え込む安全装置が備わっています。それが「抗酸化酵素」です。活性酸素による酸化をブロックする働きを持つ酵素群のことを言い、SOD（スーパーオキシドディスムターゼ）、カタラーゼ、グルタチオンペルオキシダーゼなどがあります。

活性酸素はほかの物質から電子をひとつ奪い、まずは「スーパーオキシド」になります。このスーパーオキシドは強い酸化力を持ちますが、抗酸化酵素であるSODによって「過酸化水素」に分解されます。そして「過酸化水素」はカタラーゼやグルタチオンペルオキシダーゼといった抗酸化酵素によって水と酸素などに分解され、体内から除去されます。

このように、発生する活性酸素を抗酸化酵素が100％無力化してくれたら、体には何のダメージも残らないことになります。しかしながら、抗酸化酵素の働きは加齢とともに低下し、活性酸素に対する防御力も年々低下していきます。さらに、仕事や運動などの疲れを感じる活動で大量のエネルギーを使うと、酸素の消費量が増えて活性酸素が大量に発生します。すると、抗酸化酵素の防御力を上回る活性酸素が出現し、それが細胞や遺伝子を傷つけてしまうのです。

活性酸素には4種類があると述べましたが、酸素が最初に変化した活性酸素のスーパーオキシドからは「ペルオキシナイトライト」、過酸化水素からは鉄イオンや銅イオンを触媒とし、より強烈な酸化力を持つ「ヒドロキシルラジカル」が生じます。ヒドロキシルラジカルは、体内で存在する時間は100万分の1秒と一瞬ですが、その間にスーパーオキシドの数十倍の酸化力を発揮します。体内にはこのヒドロキシルラジカルを無力化する抗酸化酵素がないため、発生すると、細胞と遺伝子に深刻なダメージをもたらすことになります。

細胞で活性酸素の攻撃をもっとも受けやすいのはミトコンドリアです。ミトコンドリアは「細胞のエネルギー工場」という異名を持つ、繭《まゆ》のような形をした細胞小器官です。ミトコンドリアでは、酸素を使って脂質と糖質からエネルギーを生み出しています。しかし酸素の消費量が多いので活性酸素が生じやすく、その被害を受けやすいのです。

ミトコンドリアが傷つくとエネルギー工場としての機能が低下しますから、細胞はエネルギー不足に陥って疲れやすくなります。もっとも影響を受けるのは日常生活の活動や運動の主役となる筋肉、そしてつねに休みなく働いている自律神経の細胞です。

また、活性酸素が遺伝子を傷つけると遺伝子に異常が起こり、がん細胞発生のきっかけにもなります。

さきほど、仕事や運動の活動時には多くの酸素を取り込み、同時に活性酸素が大量発生すると述べました。そのときに体内で起こっている現象を詳しく解説しましょう。

筋肉などの細胞の細胞核に含まれている核酸という物質は、分解と合成を繰り返す新陳代謝をしています。分解された核酸はプリン体→ヒポキサンチン→キサンチン→尿酸と変化して体外へ排出されます。

ところが、運動をすると核酸の新陳代謝が活発になりすぎて核酸とプリン体が異常に増え、一時的に処理されないヒポキサンチンが滞ります。このヒポキサンチンが酵素で代謝されるときにスーパーオキシドが出現するのです。

適度な運動は健康にプラスですが、スポーツ選手のように過度なトレーニングを続けていると活性酸素の攻撃につねにさらされるようになります。その結果、細胞の機能低下が続くと考えられます。

サングラスで紫外線による疲労を最小限にとどめる

激しい運動と同じように、活性酸素をたくさん発生させて疲れのもとになるのが、紫外線をたくさん浴びることです。第一章で、脳疲労から脳の老化が起こるメカニズムを説明するために日焼けを例に取りましたが、日焼けを起こす紫外線をたくさん浴びると疲労が蓄積することがわかっています。疲労を軽減するためには、紫外線に徹底して注意する必要があります。

女性は美白のために冬でも日傘を差す、日焼け止めを使う人も多いようですが、それは疲労予防にも有効です。小麦色に日焼けしている人は健康的で疲れ知らずにみえますが、日焼けは、医学的には紫外線による疲労の表れでもあるのです。

紫外線を浴びると疲れるのは、紫外線に反応して体内で疲労のもととなる活性酸素が生じるからです。海に出かけたときに、泳がないで太陽の光を浴びるだけでもぐったり疲れることがあるのは、それが原因です。

紫外線（UV）には、「UVA（紫外線A波）」「UVB（紫外線B波）」「UVC（紫外線C波）」の3種類があります。波長がいちばん短いUVCがもっとも有害ですが、空気中の酸素とオゾン層でシャットアウトされています。地表に降り注ぐ紫外線の大半はUVAとUVBで、その約95％を占めているのはUVAです。

紫外線は波長が長くなるほど体の奥まで浸透しやすく、UVAが体内に吸収されると活性酸素が生じます。皮膚は表皮、真皮、脂肪層という3層からなりますが、UVAで生じた活性酸素による酸化が、真皮を作るコラーゲン線維を破壊するとシワが生じます。

もうひとつのUVBはUVAより波長がやや短く、届くのは外側の表皮までですが、強いエネルギーで表皮の細胞核にダメージを与えようとします。

これを防ぐために起こるのが、「日焼け」という生体反応です。

UVBが皮膚に届くと、表皮の深いところに潜んでいるメラノサイトが刺激されて、メラニンという茶褐色の色素の生成が増えてきます。メラニンは表皮の細胞に吸収されると、帽子を被せるようにその細胞核を覆い、紫外線から細胞核を守るように作用します。

ＵＶＢの量のピークは午前10時から午後2時ごろまでですが、真皮に悪影響を与えるＵＶＡは日差しがある時間はずっと降り注いでいます。曇った日でも雲を突き抜けて晴天時とさほど変わらない量が降り注いでいるのです。

また、紫外線の量は季節によって変動します。日本では、ＵＶＢは4月から増え始めて5月から8月がピークでそれ以外は比較的少ないのですが、ＵＶＡは5月から9月がピークのうえにそれ以外の月もピーク時の50％ほどの量があります。つまり、真冬でも紫外線対策は必須になります。

さらに紫外線は反射、散乱しやすいという性質があり、日陰でもアスファルトなどから反射、散乱して人の体に届きます。また、ＵＶＢはガラスを通過しませんが、ＵＶＡはガラスを通過するため、室内にいても油断は禁物です。

紫外線を避けるために重要なことは、日傘と日焼け止めだけではありません。太陽の光はみただけで疲れるので、目に入る紫外線をなるべく減らすことも重要です。

目から紫外線が入ると、角膜で炎症反応が起こります。その炎症によって情報を伝達する物質（インターロイキン6）が分泌され、「紫外線を浴びたぞ！　活性酸素が発生して炎症が起きたぞ！」という情報を脳に伝えます。すると脳からの指令で前述のメラノサイトが活性化してメラニンが作られます。

たとえ、皮膚が黒くなるまでメラニンが作られないとしても、あるいは皮膚に紫外線を直接浴びなくても、目から紫外線が入るだけで炎症反応から疲労が蓄積されていくのです。

マラソンランナーやトライアスリートたちスポーツ選手がサングラスをしているのは、まぶしさを軽減するためだけではなく、目に入る紫外線をブロックして紫外線疲れを防ぎ、パフォーマンスを向上させるという目的があります。

つまり疲労を増やさないためには、1年を通して紫外線カットのメガネ、サングラス、コンタクトレンズを装用するべきなのです。

疲労因子FFの発見で疲労度が計測できるようになった

このように、脳と体で処理しきれない活性酸素が発生することが「疲労」の原因になりますが、活性酸素が脳に直接的に「疲労感」をもたらすわけではありません。疲労感をもたらすのは、疲労因子の「ファティーグ・ファクター（Fatigue Factor）」と呼ばれるタンパク質の働きによります。「ファティーグ」とは疲労という意味で、英文の頭文字から「FF」と呼ばれます。ここではわかりやすいように、「疲労因子FF」と呼びましょう。

疲労因子FFとは特定の物質を指すのではなく、機能性を持つタンパク質の総称です。

脳内の神経細胞などが活性酸素で酸化されると、細胞内から老廃物の一種が排泄《はいせつ》されます。ケガをしたときに皮膚の傷口から体液が漏れ出るようなイメージです。その老廃物の増加がシグナルとなり、血液中などに疲労因子FFが増加します。

そして、「活性酸素が細胞を攻撃して疲労因子FFが増えてきた」という情報が、第一章で詳述した大脳の眼窩前頭野という部位に伝わって疲労感を表出するようになるのです。

疲労因子FFの存在を明らかにしたのは、東京慈恵会医科大学ウイルス学講座の近藤一博教授です。２００８年に国際疲労学会で最初の報告がありました。

近藤教授は、徹夜や激しい運動をさせたマウスの臓器を調べたところ、ある種のタンパク質が通常の３～5倍も増えていることを明らかにしました。肝臓や心臓では、通常に比べて10倍も多く検出されたこのタンパク質こそが、疲労因子ＦＦだったのです。

この疲労因子ＦＦを元気なマウスに投与したところ、それまで車輪を軽やかにくるくると回していたマウスが少しずつ元気を失い、やがて車輪を回さなくなり、最終的にはほとんど動かなくなりました。

近藤教授の実験結果により、「疲労因子ＦＦが疲労感をもたらしていること」、そして、「疲労とは、疲労因子ＦＦが体内に多く溜まっている状態」だということが判明しました。

この結果は、疲労の研究にとって画期的な発見となりました。これまで疲労を定量化するにあたり、何を目安に「疲労度」を測定するべきかが明らかになっていませんでした。ところがこの発見で、血液を採取して疲労因子ＦＦの量をチェックし、通常時と比べることにより、たとえ本人に疲れているという自覚がなくても、疲労の程度をリアルタイムにモニターできるようになったのです。

この疲労因子ＦＦは、個体差が大きいため、他人と比較する、また絶対値で評価するものではありません。むしろ、何か、仕事や作業をする前後で測定して個体内でどの程度疲労が引き起こされたか評価するのに適しています。現在、まだ検査代が高くて、一般に実用化するには簡易な検査法の開発が必要ではありますが、安い価格で測定が可能となれば、「疲れてきたからちょっと休もう」などと適度な休息がとれるようになり、ビジネスパーソンの生活習慣病や過労死を予防することが可能になります。

ヒトヘルペスウイルスも疲労の蓄積度を示す

前述の近藤一博教授らの研究グループは、疲労因子FFと関連してさらに人の疲労度を客観的に測定できる因子を追究し、その定量化に成功しました。それは、体内にすんでいるウイルスである「ヒトヘルペスウイルス」です。現在、8種類が発見されていますが、そのうちの6型（HHV－6）と7型（HHV－7）に疲労との関わりがあることがわかっています。ここでは、これらをヒトヘルペスウイルスと呼ぶことにします。

ヒトヘルペスウイルスは子どものころに誰もが感染していますが、宿主である人の体が健康であるときには何も作用せず、潜伏感染状態になっています。

しかし、宿主の体で疲労因子FFが長期間増加していることをヒトヘルペスウイルスが感知すると、「これ以上、この体にとどまっていては共倒れになってしまう」という危機感から体の外へ逃げ出そうとし、唾液、皮膚、粘膜などに出現します。これを「ヒトヘルペスウイルスの再活性化」と呼びますが、その結果、唾液中にはヒトヘルペスウイルスの量が増え、また、唇のまわりやわき腹などには水ぶくれのようなもの（水疱）が生じます。このヒトヘルペスウイルスの動きはときに、「船底に潜んでいたネズミたちが船の様子をつねにモニタリングしながら難破しそうになったら真っ先に船から逃げ出そうとする状態」などとたとえられます。

体調が改善してくると、ヒトヘルペスウイルスはあたかも安心したかのように体内に戻り、再び潜伏状態を保ちます。

近藤一博教授らはヒトヘルペスウイルスのこういった性質に注目し、唾液中に含まれるヒトヘルペスウイルスで疲労度を推定できるかどうかを確認する実験を行いました。「1週間の通常労働後」「1週間の重労働後」「1週間の休息後」の3つのタイミングでヒトヘルペスウイルスの量を測定したのです。

その結果、通常労働よりも重労働をこなして疲れているほうがヒトヘルペスウイルスの量が多く、さらに休憩して疲れがとれてくるとヒトヘルペスウイルスの量が減っていることがわかりました。

こうした実験のデータをもとに現在、「慢性疲労症候群」（58ページ〜で詳述した病態）の診断においても、唾液中のヒトヘルペスウイルス量の測定が用いられています。また、日常的な疲労度の測定に関しても、ヒトヘルペスウイルスによって測定する簡易キットの開発が進行中です。唾液は採取が簡単で、日常生活で疲労の度合いをチェックする方法として有用な検査手段となる可能性が高いと考えられています。その性能が高まって普及すれば、客観的疲労度の測定が容易になって疲労が蓄積する前に手を打つことができるだろうと、医薬学界のみならず多方面から期待されています。

中でも長距離バス、トラック、新幹線などの運転手、旅客機のパイロットのように、疲労による判断ミスが大きなアクシデントにつながりかねない職業に関しては、安全を期するためにもヒトヘルペスウイルス量の測定はきわめて有効です。

日本政府は、国土交通省が自動車運送事業者に対する事故対策費補助金の制度を実施するなど、過労運転防止に力を入れていますが、ヒトヘルペスウイルス疲労度検査法の発見はその切り札のひとつになるでしょう。現在行われているアルコール検査のように、定期的にヒトヘルペスウイルス量を測定して疲労度を客観的に評価する仕組みが整備されれば、大きな事故が防げるようになり、社会的にも大変有意義なこととなるでしょう。

疲労回復因子FRが疲労因子FFを抑制する

疲労因子FFが増えてきたことで覚える疲労感は、「活性酸素の攻撃を受けている。自律神経が疲れてきた。休息をとって体を回復させよう」というアラームです。このアラームが出るとホメオスタシスが働いて、ダメージを受けた細胞での疲労回復のプロセスが始まります。

どのようになるかというと、疲労因子FFに対抗するために、疲労の回復を促す物質である疲労回復因子「ファティーグ・リカバー・ファクター（Fatigue Recover Factor）」というタンパク質が出現してくるのです。これも英文の頭文字を取ってFRと呼んでいますが、以後、「疲労回復因子FR」としましょう。

人の体には活性酸素を無力化するために抗酸化酵素が用意されていると言いましたが、疲労因子に対しても疲労回復因子が備わっているわけです。

疲労回復因子ＦＲも疲労因子ＦＦと同じく、近藤一博教授らの研究グループが発見した物質です。

疲労から回復する第一歩は、活性酸素によって酸化されて損傷した細胞を修復することですが、この役割を担っているのが疲労回復因子ＦＲです。体内で疲労因子ＦＦが発生すると、それに呼応するように疲労回復因子ＦＲが活性化します。疲労回復因子ＦＲは疲労因子ＦＦに対して化学反応を起こして疲労因子ＦＦの性質を中和し、その力を抑制しようと働きます。

この疲労回復因子ＦＲには、疲労因子ＦＦが発生して初めて生ずるという性質があります。つまり、体に疲労因子ＦＦが発生した状態の、疲れつつあるときに発生するため、疲れないようにあらかじめ発生して疲労を予防するようには働きません。

また不可思議なことに、疲労回復因子ＦＲは、疲労因子ＦＦが少ない状態が長く続くとあまり働かず、疲労因子ＦＦに対する反応性が低下すると推測されています。

日ごろあまり疲れていなかった人が、突然ハードワークで徹夜をする、急にマラソン大会で完走するなどということがあれば、疲労因子ＦＦは急激に増加します。しかし、疲労回復因子ＦＲの働きが鈍っているため対応できず、疲労が一気に蓄積されて健康リスクが高まることがあるのです。

このことは、「疲労回復因子ＦＲは日常のある程度の疲労を回復させるように働こうとするが、日ごろ運動や仕事をしていない人が、急速に疲労度が高まるような行為をすることには反応せず、健康上危険である」ということを示唆しています。

疲労因子ＦＦは疲労の度合いを客観的に評価する目安になると言いましたが、疲労回復因子ＦＲもまた、疲労からの回復力を評価する目安になると考えられます。そこで、疲労回復因子ＦＲの反応性を高める方法を探る必要性が生じてくるのです。

疲労回復を促す疲労回復因子ＦＲは加齢で変化する

疲労回復因子ＦＲが傷ついた細胞をひとつ残らず修復させることができれば、疲労が溜まることはないでしょう。しかし、前述の急激な運動の例のように疲労因子ＦＦに対する疲労回復因子ＦＲの働きが鈍っている場合は、修復されない細胞が残ることになり、疲労が蓄積されて体にダメージを与えます。

疲労因子FFに対する疲労回復因子FRの反応性には個人差があります。これは疲れが残りやすいか、残りにくいかの差として現れます。

第三章で改めて触れますが、体内で疲労回復因子FRによってダメージの回復が進むかどうかは、おもに「睡眠」の影響によることがわかっています。睡眠は疲労回復にあたっての大きな要因になります。

疲れていても6時間ほど熟眠すれば翌朝疲れがとれている人もいれば、10時間たっぷり寝たのに疲れがとれない人もいます。そこには睡眠の量、質が関わっていますが、一般的には6時間睡眠で疲れが回復する人は疲労回復因子FRの反応性が高く、10時間寝ても疲れがとれない人は疲労回復因子FRの反応性が低いと考えられます。疲労回復因子FRの反応性が低く、疲労回復に時間がかかる場合は、睡眠の量と質を充実させることが疲労を溜めない条件になってきます。

年齢を重ねるにつれて、疲れが残りやすいと誰しも感じるようになりますが、それは加齢によって疲労回復因子FRの反応性が低下するからです。さらに加齢とともに睡眠時間も短くなり、眠りの質も低下するため、疲労回復因子ＦＲで疲労から回復する余裕がなくなってきます。

では我々は、この状況にどのように対応すればいいのでしょうか。

本章では、「疲労の原因は活性酸素による細胞の酸化であり、それに関連して疲労因子ＦＦが作用して疲労感をもたらす」こと、「疲労回復因子ＦＲが疲労因子ＦＦを抑制するものの、加齢などによってその反応性は低下する」ことなどを解説しました。

次章からは、疲労回復因子ＦＲの反応性を高めて脳の疲労を改善するために、現在の医学で明らかになっている、睡眠、食品、居住空間などについてとるべき具体的な方法を紹介しましょう。

第三章　日常的な疲労の原因はいびきにあった

昼間にウトウトは睡眠中のいびきが原因か

昼間にウトウトしてしまう。車や電車に乗ったらすぐ眠ってしまう。それは夜の睡眠中の「いびき」が原因で日常的な疲労をまねいているのかもしれません。私が院長を務める東京疲労・睡眠クリニックでも、日常的な疲労で昼間の眠気を訴える患者さんの中に、少なからず睡眠中のいびきが原因と考えられる人がいらっしゃいます。

そもそも、いびきはなぜ疲労を引き起こすのでしょうか。

呼吸は肋間筋の働きとともに、横隔膜を下げて肺を陰圧（内部の圧力が外部より低い状態）にすることで外界の空気を吸い込む動作と、横隔膜を戻して肺から空気を自然に送り出す動作で構成されています。

子どものころに顔を紅潮させながら風船を膨らませた思い出があると思いますが、風船を膨らませるのと同様に、横隔膜を下げて肺に空気を送り込むのも実はかなりの重労働なのです。人はそれを休みなく24時間死ぬまで繰り返しています。1時間自転車を漕いでも消費するのは300キロカロリー程度なのに、何ひとつ運動しなくても毎日生きているだけで約1500キロカロリーのエネルギーを必要とするのも、呼吸にかなりのエネルギーを要しているからと言われています。

呼吸は通常でもかなりの運動負荷になっているのですが、いびきをかいている状態では気道が狭小化しており、肺に空気を入れるにはさらにエネルギー負荷がかかります。まさに風船をストローで膨らませようとしているようなもの。十分な空気を吸うことができず低酸素呼吸状態に陥りやすくなります。そうなると、自律神経は心拍を速くし、血圧を上げて酸素供給量を維持しようと頑張ります。その結果、本来、もっとも休めなくてはいけないはずの自律神経を睡眠中にさらに酷使してしまうことになります。そんな状態では疲労は回復するどころか、眠ることでむしろ疲労を蓄積させてしまうことになりかねません。

眠っても疲れがとれない、仕事中も眠気が強い、運転中につぃウトウトしてしまう場合は、睡眠中のいびきがその原因ではないか、一度疑ってみてください。

次ページの表は、京都大学の大学院医学研究科の福原俊一教授らが作成したＪＥＳＳ(Japanese version of the Epworth Sleepiness Scale)と呼ばれる眠気の評価尺度です。8項目の合計点数が11点を超える人は、93ページから述べる「睡眠時無呼吸症候群」の疑いがあり医療機関の受診が適当とされています。合計点数が5点以上であった人は、いびきなど睡眠の質の低下あるいは睡眠時間の不足が疑われます。まずは、セルフチェックしてください。

いびきには新開発「疲労回復ＣＰＡＰ」で呼吸負荷を軽減

いびきは、睡眠中に気道が狭くなって生じる現象です。そのことで呼吸が著しく障害され、必要量の空気を肺に送り込むのに莫大《ばくだい》なエネルギーを消費するだけでなく、前述したように呼吸をつかさどる自律神経に大きな負担をかけてしまいます。

そこで、「睡眠時無呼吸症候群」と診断された人が適切に使用すれば、１００％の有効率

JESS™（Japanese version of the Epworth Sleepiness Scale）
ESS日本版

もし、以下の状況になったとしたら、どのくらいうとうとする（数秒〜数分眠ってしまう）と思いますか。 最近の日常生活を思いうかべてお答えください。

以下の状況になったことが実際になくても、その状況になればどうなるかを想像してお答えください。（1〜8の各項目で、○は1つだけ） すべての項目にお答えしていただくことが大切です。 できる限りすべての項目にお答えください。	うとうとする可能性はほとんどない	うとうとする可能性は少しある	うとうとする可能性は半々くらい	うとうとする可能性が高い
(1) すわって何かを読んでいるとき（新聞、雑誌、本、書類など）	0	1	2	3
(2) すわってテレビを見ているとき	0	1	2	3
(3) 会議、映画館、劇場などで静かにすわっているとき	0	1	2	3
(4) 乗客として1時間続けて自動車に乗っているとき	0	1	2	3
(5) 午後に横になって、休息をとっているとき	0	1	2	3
(6) すわって人と話をしているとき	0	1	2	3
(7) 昼食をとった後（飲酒なし）静かにすわっているとき	0	1	2	3
(8) すわって手紙や書類などを書いているとき	0	1	2	3

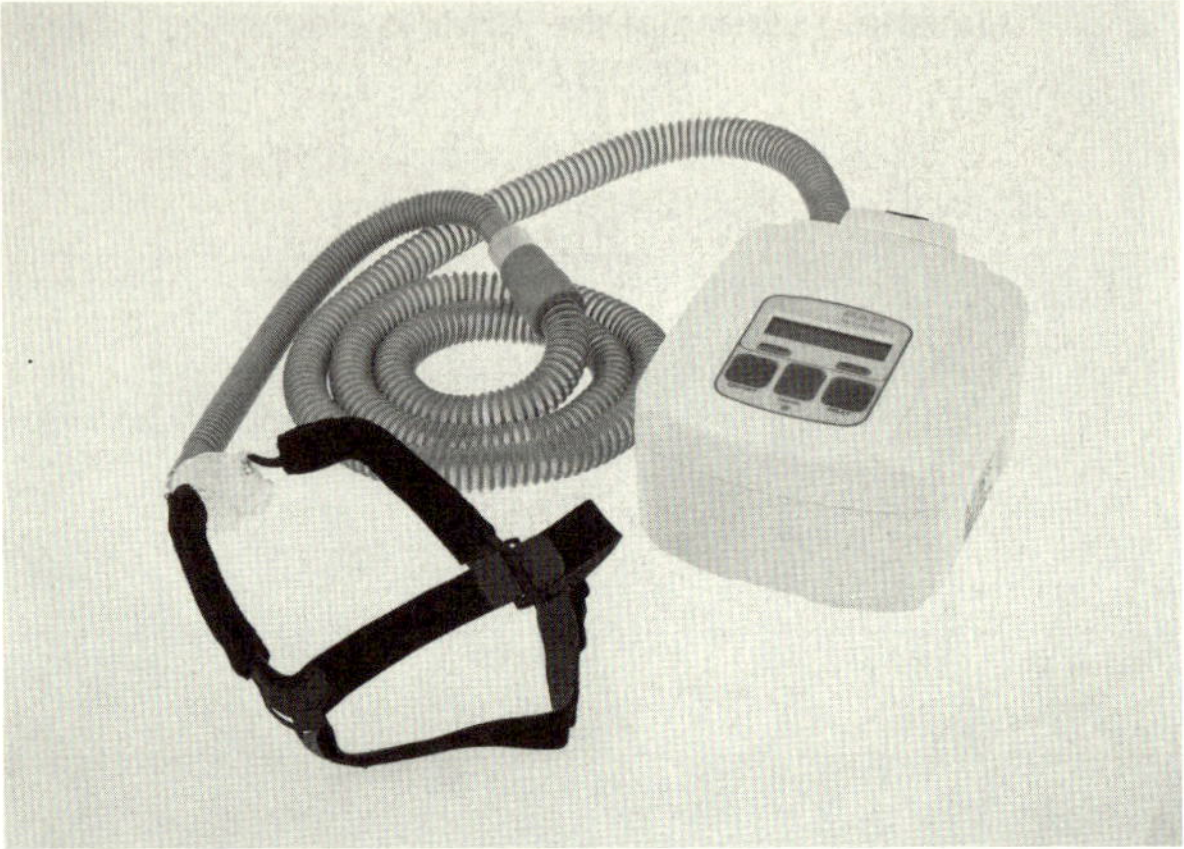

いびきをかきやすい人のための「疲労回復ＣＰＡＰ」

を有するＣＰＡＰ（シーパップ）に注目しました。

ＣＰＡＰとは、“Continuous Positive Airway Pressure”の略で、日本語では「持続陽圧呼吸療法」と言います。エアチューブと鼻マスクを介して適当な圧を加えた空気を鼻から気道へ送り込み、気道を押し広げて通りをよくするものであり、睡眠効率を上げることで、慢性的な疲労を劇的に改善することでも知られています。

ＣＰＡＰは、気道を広げるだけでなく、圧の加わった空気を送り出すので、呼吸すること自体が楽になります。さきほど触れたように、呼吸は風船を膨らませるのと同じように実はかなりの運動負荷になっています。圧の高い空気を送り出すことは、自動空気入れで風船を膨らませるようなもの。息を吸う行為を非常に楽にしてくれます。その結果、呼吸運動の負荷が軽減されて呼吸状態が安定するため、自律神経が休みなく働いて脈拍を上げたり血圧を上げたりする必要がなくなります。つまり、自律神経を休めることができ、質の高い睡眠が可能となります。

ただ、従来、ＣＰＡＰは、睡眠時無呼吸症候群の患者さんを対象としたプログラムになっており、無呼吸ではないながらもいびきをかきやすい慢性的な疲労の人には別のプログラムが必要でした。そこで、大阪市立大学医学部疲労医学講座は、いびきをかきやすい健康な人を対象とし、睡眠中のいびきと低呼吸に応じて送り込む空気圧を調整する「疲労回復ＣＰＡＰ」の実用化のシステムを開発しました。

「疲労回復ＣＰＡＰ」は、いびきをかきやすい健常者向けに特別に開発されたもので、睡眠時の呼吸負荷を軽減し睡眠時の疲労回復を促すようプログラミングされています。また、息を吸うときは肺に空気が入りやすいようにＣＰＡＰの圧を高め、息を吐くときはＣＰＡＰの空気圧を抑えることで息を吐きやすくする自動アジャスト機能がついています。「疲労回復ＣＰＡＰ」は、熟睡感のある質の高い睡眠を得るだけでなく、自律神経および呼吸にかかる負担を軽減できることで疲労回復が期待できます。

CPAPではいびきがある85％以上の人に疲労回復効果

私たちは、いびきをかきやすく慢性疲労を自覚する人を対象に、新開発された「疲労回復CPAP」の疲労回復検証試験（パイロットスタディ）を行いました。

試験では、毎夜いびきがあり慢性疲労を自覚する人に、1時間程度、「疲労回復CPAP」を装着してもらい、試用において「違和感がなかった」と回答した41名の被験者にひき続き3日間、「疲労回復CPAP」を利用してもらいました。

残念ながら6名が睡眠中のマスクの違和感、夜間、中途覚醒《かくせい》時からの不装着等の理由で脱落しましたが、3日間利用した35名については85％以上の人が、「疲労が改善した」「熟睡感が向上した」と回答しました。この結果からも、「疲労回復CPAP」が睡眠効率を高め、疲労を回復させる効果があることが示されました。

CPAPの実物をみると、中には「私は寝返りがひどいから、寝ている間にマスクが外れるのでは」と心配する人もいます。しかし、寝返りをたくさん打つのは熟睡していないことが原因です。ＣＰＡＰをつけると深く眠れて寝返りが減り、装着に慣れれば途中でマスクが外れる心配はほとんどありません。

ＣＰＡＰ疲労回復法は基本的にいびきがある人を対象にしていますが、女性の場合はいびきがなく寝息程度の人でも疲労回復に役立つケースがあります。というのも、女性は男性よりも肺活量が小さいため、いびき自体の音量が小さいこと、そして、たとえいびきをかかなくても低呼吸に陥りやすいことから、睡眠中の呼吸にエネルギーを使いすぎて自律神経が疲弊することがあるからです。

酸素カプセルと「疲労回復CPAP」の決定的に異なる点

２００６年前後、疲労回復のための「酸素カプセル」というものが流行ったのを覚えている人も多いと思います。２００万円以上する高価な装置でしたが、あの酸素カプセルも実は原理は「疲労回復ＣＰＡＰ」と同じです。つまり、カプセル内の空気圧を高くして息が吸いやすいようになっているのです。しかし、本当のところは、酸素カプセルに全身を入れる必要などはなく鼻だけで十分なのです。一部の酸素カプセルには酸素分圧を高めるとうたうタイプもありますが、酸素分圧を高めて供給することは過呼吸症候群と同じ状態にすることで、呼吸性アルカローシス（換気が過剰になり、体内の二酸化炭素の量が減少し、血液がアルカリ性に傾きすぎた状態）をまねく恐れがあり、むしろ危険です。医学では一酸化炭素中毒の患者さんに高圧酸素療法を行うことがありますが、いずれも深刻な後遺症や重篤な状況に置かれているときのやむを得ない処置としてのみです。

ただ、酸素カプセルと「疲労回復ＣＰＡＰ」では、決定的に異なることがあります。

それは、酸素カプセルはつねにカプセル内の圧を高めますが、「疲労回復ＣＰＡＰ」は、呼吸に合わせて圧を変えるという点です。息を吸うときに圧を高めて肺へ空気が入りやすいようにする点は酸素カプセルと同じですが、ＣＰＡＰは息を吐くときに空気の圧を減弱して空気を吐きやすくしてくれます。つまり、自分の呼吸リズムを装置が自動計算して、息を吐くときも吸うときも楽に呼吸を補助してくれるのです。また、「疲労回復ＣＰＡＰ」はいびきや無呼吸の発生に呼応して押し出す空気を適当な圧に自動で調節し、つねにその気道と呼吸状況に応じた空気を送り込みます。

さらに「疲労回復ＣＰＡＰ」のプログラムを内蔵しているＣＰＡＰは、後述する睡眠時無呼吸症候群への適用が承認された高度管理医療機器であるため、臨床試験を経て安全性が確認されており、その有用性は実証済みです。一般の酸素カプセルが健康機器ゆえに空気圧の上限設定に制限があるのに対し、ＣＰＡＰは医療機器として、いびき・無呼吸の発生に応じて圧の設定を自動制御するなど、きめ細かくプログラミングされています。また、酸素カプセルの多くが国の承認のない各メーカー責任の健康器具であるのに対し、ＣＰＡＰは、日本、アメリカ、ヨーロッパなど世界数十か国で医療機器として、国の承認を受けています。価格面や効能だけでなく、安全性からも優れていると言えるでしょう。

「睡眠時無呼吸症候群」は疲労と関わりが深い

睡眠は疲労回復の唯一のチャンスです。昼の活動中に疲労を軽減する工夫はできますが、一度生じてしまった疲労を回復させるのはやはり睡眠しかありません。しかし、前述のように「寝ているつもりなのに昼間、眠くて仕方がない」という人は、いびきなど睡眠の質の悪化が原因である可能性が高く、それを放置することは疲労を蓄積させ過労死をまねく危険性すらあります。

中でも、いびきがひどい人に頻発するのが睡眠時の無呼吸です。この症状は危険な睡眠障害である「睡眠時無呼吸症候群」として社会問題にもなっていて、厚生労働省をはじめ医薬の各学会が警鐘を鳴らし、多くの研究で疲労との関わりが深いことがわかっています。「睡眠時無呼吸症候群」は英語の"Sleep Apnea Syndrome"の頭文字から、略して「SAS」と呼ばれ、以後、そう表現します。

SASの症状で代表的なものが、「日中の眠気」と「就寝中のいびき」です。

呼吸は24時間止まることがないように自律神経が働いていますが、SASでは、睡眠中に呼吸が止まる無呼吸、止まりかける低呼吸を繰り返します。医学上の低呼吸とは、換気の明らかな低下に加え、動脈血酸素飽和度（SpO_2）が3〜4％以上低下した状態、もしくは覚醒を伴う状態を指します。

SASは、時に中枢性に起こることもありますが大部分は空気の通り道となる気道が狭くなることや、完全にふさがることなどが原因で起こります。SASの診断基準は、「日中に極度の眠気があり、睡眠中の無呼吸と低呼吸を合計した回数（無呼吸低呼吸指数）が1時間あたり5回以上ある」ことであり、「無呼吸低呼吸指数が1時間あたり30回を超える場合は重症」とされます。

寝ている間に仰向けになると、のどの筋肉や舌が重力にしたがって垂れ下がります。気道の内腔は直径1・5㎝ほどで、もともとふさがりやすいのですが、太ると気道にも脂肪が溜まって内腔がさらに狭くなり、SASのリスクが高まります。

加えて日本人をはじめとするアジア人は骨格的にあごが小さく、舌が収まるスペースも気道も狭く、太っていなくてもSASになりやすいことがわかっています。

またさまざまな疫学調査により、男性対女性では6〜10対1の割合で男性のほうがSASに罹《かか》りやすく、り患している男性では40〜70歳がもっとも多いという報告があります。ただ、更年期以降の女性では、女性ホルモンの減少で喉頭部の筋肉が弛緩しやすくいびきをかきやすくなると言われています。女性の場合、肺活量が少ないのでいびきの音は大きくないのですが、低呼吸に陥りやすいため、やはり注意が必要です。

くり返しになりますが、いびきをかくと、狭くなった気道で無理に呼吸しようとするため、疲れやすくなります。狭い気道で呼吸をするのは、細いストロー（気道）で風船（肺）

を膨らませるような状態になり、余計な生体活動のエネルギーを使うことになります。

私たちは寝ている間も1分間に14～16回ほど呼吸しています。呼吸をコントロールするのは自律神経なので、呼吸による疲れは脳疲労に直結します。また、睡眠中は通常、脳と体を休めるように働く副交感神経が優位になりますが、いびきのある場合、呼吸という活動にエネルギーを使うだけでなく、血圧や脈拍を上げて酸素供給を維持しようと交感神経が懸命に活動するため、本来、休むべき自律神経が疲れてしまいます。自律神経の疲れはやがて生体活動としての内分泌系や免疫系に支障を来《きた》すことになります。本来なら日中の疲労を回復させるはずの睡眠が、いびきをかくと逆に疲れを増幅させてしまうことに大きな問題が潜んでいるのです。

いびきがある場合はPSG検査で睡眠チェック

ＳＡＳかどうかは、終夜睡眠ポリグラフ（ＰＳＧ：Polysomnography）という検査で調べます。この検査は、睡眠外来クリニックなどの医療機関で受けることができます。かつては一泊の入院が必要でしたが、現在は自宅で簡易型のＰＳＧ装置を装着して眠るだけで、

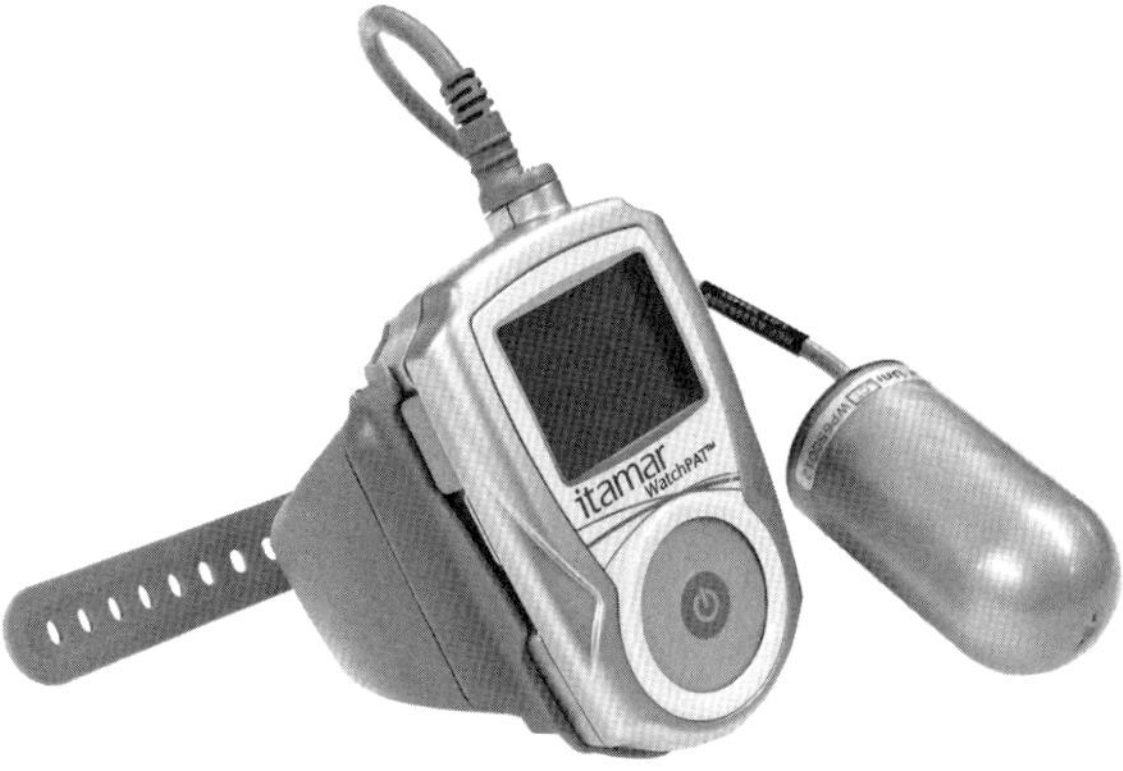

終夜睡眠ポリグラフ（ＰＳＧ）で使用する、簡易型睡眠評価装置。手首とひとさし指などに装着する

簡単に無呼吸・低呼吸の状態を知ることができるようになりました。また、睡眠中の低酸素の状態やいびきの有無もわかるので、夜間に疲れがとれているか、あるいはいびきや無呼吸で疲労を蓄積させているかも判別できます。入院して実施する場合、３万～８万円程度の自己負担となりますが、簡易のＰＳＧ検査は、たとえば私のクリニックでは、健康保険適用で３０００円ほどの費用で受けられます。

　このＰＳＧ検査で、１時間あたりの無呼吸と低呼吸が規定回数（ＰＳＧ装置の場合20回以上、簡易型ＰＳＧ装置の場合40回以上）あった場合には、睡眠時無呼吸症候群と診断され、ＣＰＡＰを健康保険適用の場合で月々４７００円ほどの自己負担で使用することになります。いびきがある、無呼吸が疑われるなどの場合は、まずこのPSG検査を受けるとよいでしょう。

いびきとは、狭い気道を空気が出入りする際に生じる摩擦音です。日中に激しい活動をしたときなどにいびきをかきやすいのは、疲れているとのどの筋肉や舌の付け根が弛緩し、垂れ下がって気道を圧迫するからです。

SASでは、大きないびきをかいているかと思うと、気道が完全にふさがっていびきが止まり、静かになります。しばらくすると酸欠を感知した脳の呼吸中枢が覚醒のシグナルを出し、気道が開いて呼吸がスタートします。止まっていた呼吸を再開するときは、水中で息を我慢していた人が水面に出たときに慌てて口を開け、息を吸い込むときのような激しい呼吸になります。大きないびき→呼吸の停止（無音）→激しい呼吸の再開→大きないびき……を繰り返すのが、SASの特徴のひとつです。

ただし、このようなSAS特有のいびきのサイクルがなくても、単純にいびきをかいて寝ているだけでも疲れが溜まる恐れがあります。

睡眠に何らかの異常があり、いびきをかいて寝ている人は、日本全国で2000万人に

睡眠時無呼吸症候群の現状

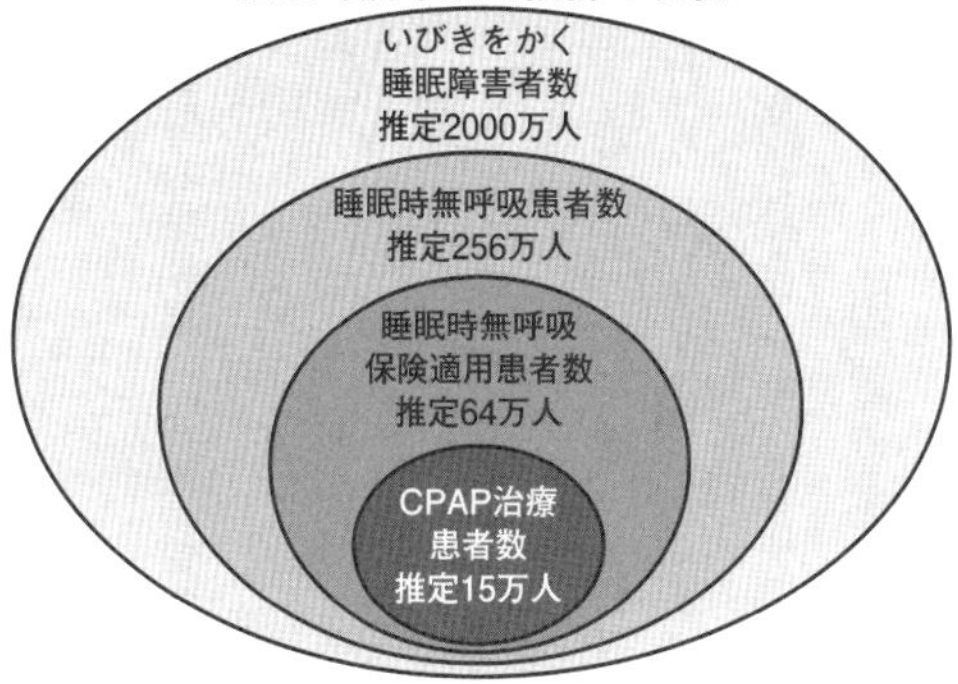

大阪市立大学医学部疲労医学教室調べ

のぼり、このうちＣＰＡＰの厳しい保険適用条件に合致する人は64万人ほどと推定されています。

しかし、実際に保険を適用してＣＰＡＰを使っている人はおよそ15万人にとどまっています。つまり残りの１９８５万人は眠っている間にいびきで疲労が蓄積する恐れがあるにもかかわらず、ＣＰＡＰが使えていない状況なのです。

この状況を打開したいと考えた大阪市立大学医学部疲労医学講座では、医療機関で保険が適用されない多くの人にも睡眠外来などの窓口でＣＰＡＰを販売、もしくはレンタルする仕組みづくりを行い、２０１５年４月には、安倍晋三内閣での規制緩和策の一環として保険適用以外のケースにもCPAPを医療機関で販売、レンタルすることが正式に認められました。ようやく実用化がスタートしたわけです。

睡眠時無呼吸症候群は生活習慣病に罹るリスクが高い

いびきやSASを放置すると、深刻な事態をもたらすことがあります。

本人は眠っているつもりでも、無呼吸や低呼吸になり、脳が酸素不足になるたびに覚醒して無理に呼吸を再開させるため、眠っていても疲労がまったく回復しないことになります。ひと晩中起きて運動しているような状態になり、日中には強烈な眠気が生じます。

そのような症状が続くと、自律神経が破綻《はたん》し、次には内分泌系・免疫系の機能がダメージを受けます。その結果、糖代謝や脂質代謝に異常を来し、糖尿病や脂質異常症といった生活習慣病にもなりやすくなります。また、血圧や血液循環をつかさどる自律神経の破綻は、高血圧症や心筋梗塞の原因になり、重篤な病気に罹るリスクが高くなることがわかっています。

アメリカで22年にわたって行われた大規模研究の「ウィスコンシン睡眠コホート研究」

では、ＳＡＳがあると高血圧の発症リスクがおよそ１・４～２・９倍になることがわかりました。日本人の死因の１位はがんで、それに続くのが心疾患と脳血管疾患ですが、ＳＡＳはその心疾患と脳血管疾患のリスクも高めます。

不整脈の一種「心房細動」の発生率は、ＳＡＳを合併している場合はそうでない場合に比べて２倍以上も高く、とくに夜間に「心房細動」が起こる頻度はＳＡＳを合併していると４倍以上も高くなると報告されています。そして重度のＳＡＳを合併していると、脳卒中のリスクはそうでない人の３・３倍に達するのです。

睡眠時に起こる突然死の多くは、ＳＡＳに伴う心臓病や脳卒中などの合併症だと考えて間違いないと私は推定しています。

また、ＳＡＳによる眠気は居眠り運転の引き金となり、近年大事故が頻発したことで企業の産業労働管理の点でも社会問題となっています。疲労大国、不眠大国、高齢化社会の日本では、ＳＡＳと脳疲労、生活習慣病、また大事故との関連は深刻化するばかりです。

厚労省も警告する国民病「睡眠障害」

眠りに何らかの障害を持っている状態を「睡眠障害」と言います。

フランスの大手製薬会社が2002年に国際的な疫学調査を実施しました。対象とした国は、日本、中国、オーストラリア、ベルギー、ドイツ、ポルトガル、スロバキア、スペイン、南アフリカ、ブラジルの10か国で、日本は1万424名、他国との合計で3万5327名が回答しています。当時、これほどの大規模な睡眠調査は初めてだと発表されました。全体で不眠に悩んでいる人は約25%で、日本では成人の5名に1名、約21%が不眠に悩み、うち約15%が日中に眠気を自覚しているという結果が出ています。

さらに不眠解消の対処法を尋ねたところ、「アルコールを飲む」と答えた割合は日本が30・3%で10か国中1位となり、一方、「医師に受診」(7・8%)、「お茶やコーヒーを控える」(9・7%)はそれぞれ最下位でした。欧州各国の「アルコールを飲む」という答えは20%前後になっています。

アルコールが睡眠にどう影響するかは後述しますが(114ページ〜)、ここでは、日本は「不眠大国」でもある現実をみつめたいと思います。

厚生労働省はこれらの調査研究を受けて、「睡眠障害は国民病」と表現し、その改善について広く呼びかけています。

同省は2002年に「健康づくりのための睡眠指針検討会」を開催、2003年に「健康づくりのための睡眠指針～快適な睡眠のための7箇条～」を策定しています。2014年にはその指針が11年ぶりに改訂され、「健康づくりのための睡眠指針2014～睡眠12箇条～」として発表されています。全条文は同省のウェブサイトでみることができますが、その8条には、「勤労世代の疲労回復・能率アップに、毎日十分な睡眠を」とあり、疲労回復に良質な睡眠が重要であることを訴えています。

睡眠障害の症状は医学的に、「寝床に入っても寝つきが悪くて普段より2時間以上眠れない」状態を「入眠障害」、「夜中に2回以上目が覚め、なかなか再入眠できない」状態は「中途覚醒」、「予定していた時刻より2時間以上早く起きてしまい、なかなか再入眠できない」状態は「早朝覚醒」、「朝起きたときにぐっすり眠った感じが得られない」状態は「熟眠障害」と呼びます。

そして重要なのは、これら障害の症状の程度に加えて、それらが日中の精神的・身体的活動にどう影響しているか、あるいはＱＯＬ（Quality of Life＝医療上の概念で、身体の自立と精神面での充実感を含めた生活全体の質。生命活動において生きがいや幸福感を重視する）は低下していないかということです。睡眠障害の国際的な一般診断基準においても、これが必須項目となっています。

睡眠中は疲労回復因子ＦＲの働きが疲労因子ＦＦを上回る

睡眠の重要性と睡眠障害の現実について頭に入れたところで、次に、睡眠が具体的にどのような仕組みで疲れを回復させるのかをみていきましょう。

ほ乳類には、ネズミのように夜間に活動して日中に休む種が多いのですが、ヒトは日中に活動して夜間に休む昼行性動物です。第二章で詳述したように、日中に仕事や運動をすると大量の活性酸素が発生し、細胞の酸化と損傷が進んで脳疲労が起こります。また、日中に浴びる紫外線も活性酸素の発生を促します。

そこで生じるのが、疲労因子ＦＦです。

すでに触れたように、疲労因子FFが生じると、それに反応して疲労回復因子FRが増えてきて、酸化・損傷された細胞の修復を始めます。ところが疲労が蓄積すると、活性酸素と疲労因子FFが出続けて疲労回復因子FRによるリカバーが追いつかなくなります。1日中働き続けて夜になると疲れが溜まったように感じるのは、疲労回復因子FRによる回復が追いつかないためです。

一方、眠っている間は大脳も自律神経も昼間の重労働からしばし解放されています。活発な活動で酸素とエネルギーをたくさん使うことがなく、活性酸素の発生とそれによる細胞の酸化と損傷も抑えられます。また、夜間は日光が降り注がないので紫外線による酸化もストップします。

まとめると、日中に激しく活動しても良質な睡眠がとれていれば、疲労因子FFによる酸化・損傷を回復させるに十分な疲労回復因子FRが分泌されるため、脳の疲労は回復します。逆に睡眠時間を削って働いていると、疲労因子FFによる酸化・損傷を完全にリカバーするだけの疲労回復因子FRが分泌されず、脳疲労が回復しにくくなると言えます。

脳を構成する神経細胞のおもなエネルギー源は糖質です。神経細胞が糖質をどれくらい取り込んでいるかは、脳のパフォーマンスのバロメーターとなります。

マウスを使った実験では、丸1日眠らせないでいると、脳で代謝される糖質は約60％まで低下し、5日間眠らせないでいると約40％にまで低下します。そして5日間眠らせないでおいても、1日の睡眠で糖代謝のレベルが元通りになることがわかっています。

健康な状態であれば日ごろはあまり意識をすることはありませんが、睡眠は驚くような疲労回復効果、パフォーマンス向上の力を秘めています。

避けたいのは、仕事や家事の多忙さなどによる慢性的な睡眠不足です。日中の活動が多忙で緊張する時間が長いほど自律神経が疲弊し、また活性酸素が多量に出て脳疲労が蓄積します。

本来なら、多忙な人ほど睡眠をたくさんとる必要がありますが、忙しいと多くの人は睡眠時間を削って時間を捻出《ねんしゅつ》しようとします。こうして睡眠不足が慢性化すると前述のように、疲労因子ＦＦに対して疲労回復因子ＦＲの働きが追いつかなくなり、疲労からの回復が困難になってきます。疲労因子ＦＦと疲労回復因子ＦＲの働きから考えても、その日の活動による疲労は当日の睡眠で少しでも解消し、蓄積しないことが理想です。

疲労回復の決め手は睡眠開始の3時間

睡眠と疲労について考えるとき、前述のように「どれくらい眠ったか」という睡眠時間ばかりに気をとられがちですが、「どのくらい深く眠れたか」という眠りの質もまた重要になります。

眠りにはレム睡眠とノンレム睡眠という2つの段階があります。

レム（REM）とは“Rapid Eye Movement”（急速眼球運動）の頭文字を取った呼称で、その名の通りこの段階の間は、閉じたまぶたの裏側で眼球がキョロキョロと動いています。体は休息中なのに脳は覚醒に近い状態の、浅い眠りのことを言います。

ノンレム睡眠は「レム睡眠ではない眠り」という意味であり、深さに応じて4つのステージがあります。このうち脳を休めるのは、おもにステージⅢとⅣの深いノンレム睡眠です。ステージⅢとⅣではデルタ波という緩やかな波長の脳波が増えてくるため、「徐波《じょは》睡眠」（slow-wave sleep）とも呼ばれています。

眠りは浅いステージⅠのノンレム睡眠から始まり、1時間ほどでステージⅢとⅣの深いノンレム睡眠にいたります。この徐波睡眠のときに脳の疲労回復が進められると同時に、体の器官の新陳代謝を促す「成長ホルモン」が脳下垂体《のうかすいたい》（大脳の底部のほぼ真ん中から垂れ下がるように、房状の形で存在する内分泌器官。多くのホルモンを分泌します）から分泌されます。

徐波睡眠から次第に眠りが浅くなり、2時間ほどでレム睡眠にスイッチします。レム睡眠では眼球がキョロキョロ動いていることからわかるように脳は活発に働いており、日中にインプットした記憶を整理する、学習を強化するなどをしています。

第一章で述べたように、情報の大半は目から脳に入るため、それを整理するプロセスで眼球運動が起こっています。フラッシュバックするランダムな視覚情報を意味づけして、ストーリー化したのが夢だと考えられています。

レム睡眠では、徐波睡眠で分泌された成長ホルモンのサポートで、身体的な疲労のメンテナンスが行われています。以後ノンレム睡眠とレム睡眠は交互に現れて、レム睡眠はおよそ90分間の周期で一晩に4～5回繰り返されます。

脳の疲労を回復させる徐波睡眠が現れるのは、一晩の眠りの最初の3分の1ほどです。人の体は睡眠の初期に脳の疲労回復を優先しているのです。それ以降は浅いレム睡眠が増えてきて、目覚める準備が整ってきます。

睡眠の質を向上させるには生体リズムを整える

入眠障害、中途覚醒、早朝覚醒、熟眠障害といった睡眠障害やSASがあると睡眠の質が下がり、脳疲労の回復が難しくなると指摘しましたが、その改善に役立つ第一歩となるのが、人が生来持っている生体のリズムを整えることです。

よく知られているように、人には1日を単位とする「サーカディアン・リズム」（概日《がいじつ》リズム）があります。これをコントロールしているのは、脳の体内時計です。

体内時計は、「視交叉上核《しこうさじょうかく》」という視床下部にある一対の小さな神経核に中枢があり、「日中に行動して夜間は休息する」というサーカディアン・リズムを作り出しています。睡眠の質が低下する背景にはこのリズムの変調があります。

1日は24時間ですが、視交叉上核の体内時計にとっての1日は平均して24時間10分ほどであることがわかっています。すると、1週間で1時間以上も時間がずれてしまうので、体内時計は毎朝24時間周期にリセットする仕組みを持っています。

また、体を作る細胞の一つひとつにも体内時計が備わっています。これは「時計遺伝子」と呼ばれており、24時間周期で増減するタンパク質を作る指令を出しています。電波時計がGPSや標準電波を発する送信所からの情報をキャッチして時計合わせをするように、時計遺伝子は朝日を浴びた視交叉上核からのサインで時計合わせをします。

視交叉上核と時間遺伝子がシンクロして働くと、サーカディアン・リズムに則した活動と休息の切り替えが行えます。

朝、体内時計がリセットされてから14～16時間くらいして周囲が暗くなると、脳内で睡眠ホルモンと呼ばれるメラトニンが、セロトニンから作られます。明るいうちはセロトニンからメラトニンを合成する酵素の働きがブロックされていますが、暗くなるとこのブロックが解除されてメラトニンが生じるのです。

人は深部体温が下がると眠りやすくなりますが、このメラトニンは深部体温を下げる働きをします。それと同時に、自律神経の副交感神経が優位となり、体温や血圧を下げて休息モードへと誘導します。こうして夜になるとスムーズに眠りに入っていきます。

夕方以降は強い照明を浴びないようにする

夕方以降は、照明などの光をコントロールする習慣を作っておくと、体内時計が刻むサーカディアン・リズムがより整いやすくなります。

人には暗くなったら眠くなるという本能が備わっています。社会が24時間化して夕方以降も明るい環境ですごす時間が長くなりましたが、暗くなったら眠るという本能は変わりません。暗くしておかないとセロトニンからメラトニンが合成されず、眠りにくくなるのです。朝は光を浴びるべきですが、夕方以降は強い光を浴びないようにするべきです。

かつてはまぶしいほどの強い光でないとセロトニンからメラトニンが作られるプロセスにストップはかからないと考えられていましたが、いまではさほど強くない光でも長時間浴びると、メラトニンが作られる過程がブロックされることがわかっています。

とはいえ、オフィスの照明を勝手に落とすわけにはいきませんから、せめて自宅では照明を絞る、間接照明にするなどして、目に光が直接入らないようにしてください。照明機器にオレンジ色のフィルムを張るのも効果的です。オレンジ色の光は夕方の光に通じるため、眠りへ誘う生理的な作用があることがわかっています。

夜遅くまでパソコンやタブレットなどの操作をしないということも重要です。パソコンやタブレットが発するブルーライトは少量でもメラトニン分泌にブレーキをかけるとされているからです。そのメカニズムはまだ解明されていませんが、ブルーライトは文字通り青い光で、人の目にみえる可視光線のうちでもっとも波長が短く、強いエネルギーを持っています。これまで述べてきたように、紫外線を浴びると活性酸素が生じて脳疲労が起こります。ブルーライトは紫外線に性質が近いため、紫外線を浴びたときと同様の反応が起こりやすいのではないかと私は考えています。

安眠を呼ぶ入浴と食事法

帰宅後、光以外で睡眠の質を高める努力としては、入浴と食事の2つがあります。まずは入浴と眠りの関わりについて考えてみます。

さきほど述べたとおり、人は深部体温が下がると眠くなることがわかっています。入浴するとお湯の温度で体温は一時的に上がりますが、血行が促進されて熱が放出されやすくなるためその後は下がります。おおよそ眠る1〜2時間前にお風呂に入っておくと、寝床に入るころには体温が下がり始めて眠気が強くなります。

ただし、熱いお湯に肩まで深く入る全身浴だと刺激が強くて交感神経が優位になり、体温調節を行う自律神経の疲れを誘発します。38～40度程度のぬるま湯にみぞおちのあたりまで入る半身浴が適切です。ぬるま湯なら交感神経ではなく副交感神経が優位になり、休息に適した体内環境に誘導します。ぬるま湯でも8分程度の入浴で体温が上がり、その後下がるときに入眠しやすいのです。

次に、食事に関しての注意点をまとめてみます。

就寝直前にご飯を食べすぎると消化管が活発に働き始めるため、眠りを妨げる恐れがあります。食べものが大量に入ってくると消化管を始めとする内臓の活動が増え、内臓の働きをコントロールする自律神経の疲労につながります。

さらにあとは寝るだけという段階での食事はカロリーが消費されずに太りやすくなり、気道のまわりに無駄な脂肪が蓄積してSASのリスクが高くなります。

夕飯はこってりした料理を避けて低脂肪で消化がよいメニューにし、眠る時刻の3時間前には食べ終わるようにすると、自律神経にも眠りにも悪影響が及びにくくなります。

コーヒーやお茶には、脳を刺激して覚醒作用をもたらすカフェインが含まれているため、夕飯後は控えたほうが無難です。カフェインは摂取してから3〜4時間ほどは効力がありますから、眠りに関して何らかの問題を抱えているときは、夕方以降に飲むのは控えるようにしましょう。コーラ類などの清涼飲料水、食後のデザートなどに用いられるチョコレートにもカフェインは豊富に含まれています。

寝酒は睡眠にとって悪影響でしかない

食事との関わりで注意すべきなのは飲酒です。フランスの製薬会社による大規模な国際疫学調査の報告では、不眠解消に「アルコールを飲む」と答えた割合は、日本が10か国中1位となったと102ページで紹介しました。しかし、寝酒は医学的にみて間違った行為です。

夜遅くまで仕事をしていると興奮して寝つけなくなり、お酒に頼って眠ろうとしますが、アルコールには覚醒作用があります。眠る直前にお酒を飲むと、むしろ寝つきが悪くなるのです。

お酒を飲んで眠った気になっていても、それは、酩酊《めいてい》して倒れ込んでいるだけです。いわば麻酔で無理に眠っているような状態のため、通常の睡眠よりも眠りの質ががくんと低下します。

すると脳を疲労から回復させる深い眠りであるノンレム睡眠の時間が短くなります。酔いが醒《さ》めて途中で眠りから覚めると、その後は眠れなくなる中途覚醒も起こしやすくなります。

また、お酒に酔っていびきをかいて眠っている人を目にすることがあるかと思いますが、アルコールを摂取すると舌根が沈下して気道閉塞が起きやすく、いびきをかき、無呼吸や低呼吸を起こしやすくなります。さらに、アルコールは自律神経の機能を著しく低下させるので、心拍や血圧、呼吸数で酸素供給を維持しようとする機能も低下し、その結果、心筋梗塞や致死性の期外収縮（不整脈の一種）も起こしやすくなり、たいへん危険です。お酒は眠り薬にはならないのです。

第四章　科学で判明した脳疲労を改善する食事成分

栄養ドリンクを飲みすぎると疲れはむしろ溜まる

疲労を科学的に解明する研究が進むにつれ、これまで疲労回復のための常識と伝聞されてきた方法が、エビデンス（科学的実証）によってくつがえされてきています。本章ではまず、食品と食生活について、その事実を解説したいと思います。

まず、ビジネスパーソンが疲労回復を期待して常用することが多いという栄養ドリンクやエナジードリンクについて考えましょう。

日本の栄養ドリンク消費量は世界でもトップレベルであり、販売メーカーはアジア圏を中心に、海外にもその商機を求めて販路を拡大中というニュースをよく耳にします。

また、日本では炭酸飲料に分類される「エナジードリンク」の売り上げが2012年に前年の2倍を超え、国内で急速に普及しているという報告があります。

このような市場を背景に、残業時や睡眠不足を感じたときにこれらのドリンクに手が伸びる人が少なくないようです。しかしながら結論から言うと、栄養ドリンクでは疲れはとれないばかりか、逆に蓄積する恐れがあります。

栄養ドリンクは、疲れたときの栄養補給を目的としたドリンク剤とCMなどでうたわれ、製品によって、ビタミン、アミノ酸、生薬、漢方由来成分などが配合されています。

そもそも栄養ドリンクはいまから半世紀ほど前、日本がまだ貧しくて人々が栄養不足だった時代、ビタミンB_1の欠乏で生じる脚気《かっけ》の改善に、B_1を配合したドリンクが役立ったことに端を発しています。飽食の時代となり、B_1欠乏による脚気がほとんど見受けられなくなったいまでは、わざわざ栄養ドリンクでビタミンB_1を補給する必要はありません。ビタミンB_1はおもに、未精製の穀物、豚肉やウナギなどに含まれている成分です。

コンビニやドラッグストアにはさまざまな栄養ドリンクが並んでいますが、どれをとっても「疲労が改善する」という表示はありません。

現在のところ、疲労回復効果が証明されているものはひとつもないからです。日本でもっとも売れている栄養ドリンクのひとつには、タウリンが多く配合されています。タウリンは胆汁酸の分泌を促すなど、肝臓に働きかける作用が知られていますが、疲労を軽減するというエビデンスはありません。

その栄養ドリンクの広告ではタウリンの含有量を前面に出してアピールしているため、まるでタウリンが多いほど抗疲労の効き目も高そうに聞こえます。しかし、タウリンは体内で必要量を合成することができる成分であり、より多くのタウリンをとったとしても、人の体にプラスに働くことは期待できません。

それでも疲れたときに手が伸びるのは、毎日のようにテレビ、雑誌、ネット上に流れている広告の刷り込み効果によるものでしょう。

加えて栄養ドリンクには、カフェインと微量のアルコールが配合されていることが多いのですが、カフェインには覚醒作用があり、微量のアルコールには気分を高揚させる働きがあります。こうしたカフェインとアルコールの作用により、疲労が軽くなったように感じることがあるでしょうが、本質的に疲労を回復させるものではありません。

2011年、アメリカのマイアミ大学の研究チームは、「栄養ドリンクには高濃度のカフェインやタウリンなどが含まれており、治療効果が認められないうえに、一部の子どもには健康被害をもたらす可能性もある」と指摘しました。

その後、アメリカでは栄養ドリンクやエナジードリンクの過剰な摂取が社会的な問題となり、日本の厚生労働省に相当するアメリカ合衆国保健福祉省に属する食品医薬品局(FDA)は、2013年にアメリカで発売されている栄養ドリンクとエナジードリンクの安全性についての調査を開始しています。

徹夜でプレゼン用の資料を用意する、資格試験直前に気合いを入れて頑張らねばならないときなどの一時的な目覚まし用ドリンクと考えることもできますが、「疲れた」が口癖になっているビジネスパーソンが日常的に栄養ドリンクやエナジードリンクを飲み続けることは、疲労回復にとって明らかにマイナスに働きます。

なぜなら、本当は疲れているのに、これらドリンクの覚醒や高揚をもたらす成分が、疲労を隠すマスキング作用(27ページ)を発揮するからです。医学的にみた場合、多用すると疲労をみすごす可能性があるため、人の体にとってはむしろ危険だと言えるのです。

栄養ドリンクに期待を寄せるのはやめて、疲労を溜めない働き方、生活を考えるべきです。

栄養ドリンクやエナジードリンク以外にも、疲れをとってスタミナをつける食べものというと、ニンニク料理、ウナギ、焼肉などが挙げられます。これらの食材が疲れ対策に効く、とくに夏バテ対策に勧められることがあります。しかしながら、これらも栄養ドリンクと同様に、日本が慢性的な栄養不足で悩んでいた時代に有効であったことです。

「夏バテにウナギが効く」と言われるのは、天然物しかなかった時代のウナギの旬《しゅん》は脂が乗った秋から冬であり、味が落ちる夏場に何とか売り上げを伸ばそうと、あるウナギ店が、「夏の土用の丑《うし》の日にウナギを食べると夏バテをしない」とPRしたのがきっかけだという説が有力です。

ウナギを食べても、すでに日ごろから栄養価が高い食事をしている現代の日本人の疲労を救うことはできません。ウナギや焼肉などは脂肪分が多くてカロリーも高いため、逆に栄養過多になるだけです。さらに、胃もたれや便秘など、消化器管に負担がかかり、それを調整しようと自律神経が過剰に働いて疲れを呼ぶ可能性のほうが高いのです。

夏バテの真の理由は栄養不足ではなく、高温多湿の環境でホメオスタシスを保つために、自律神経が酷使されて脳疲労が溜まることにあります。

世界初のプロジェクトで判明した疲労回復成分「イミダペプチド」

栄養ドリンクやエナジードリンクが科学的根拠がないまま疲労回復に役立つと誤解されている風潮の中、それでは、どのような成分が疲れに効くのかという科学的医学的な検証が行われています。

「はじめに」で紹介したように、2003年、大阪市立大学、大阪市、食品メーカー、医薬品メーカーなど18社と総合医科学研究所が産官学連携で、「疲労定量化及び抗疲労食薬開発プロジェクト」をスタートさせました。長い名称ですが、その目的を端的に言うと、疲労を「みえる化」したうえで「疲労が軽減する食成分」を探そうという試みです。私はそのリーダーとして参加しましたので、本書で紹介している疲労に関する知見には、このプロジェクトに伴って得られた成果が少なくありません。

抗疲労成分を明らかにする実験は次のように行われました。96名の被験者に、エルゴメーターと呼ばれる固定式自転車を4時間漕ぎ続ける身体作業、または4時間デスクワークを続ける精神作業を行ってもらい、疲労負荷を与えます。それから4時間の回復期の間に、疲労の蓄積と回復の度合いを多角的に計測、評価していきます。

「抗疲労プロジェクト」では、この評価方法に基づいて、これまでに医薬界や一般企業、また社会的に疲労回復に効果があるとされていた23種類の食品中に含まれる成分の効果を評価しました。23種類の成分には、ビタミンC、クエン酸、コエンザイムQ10、カルニチン、アップルフェノン、カフェインなどがあります。

このうち、もっとも効果的だというエビデンスが得られたのは、「イミダゾールジペプチド」(以下、イミダペプチド)という成分でした。

イミダペプチドという名称は、初めて耳にする人もいるでしょう。実は、我々が日常的に食べている食品に多く含まれている成分です。何に含まれているかというと、それは、鶏《とり》の胸肉です。

スタミナがつく食べものというと肉類が真っ先に頭に浮かぶ人も多いと思いますが、牛肉や豚肉と比べると、鶏肉は低カロリーでやや地味な存在です。その鶏肉の中でも、もも肉に比べるとあっさりした淡白な味わいの胸肉に、日本人を脳疲労から救ってくれる成分がぎっしり入っていることが、この研究で判明しました。

鶏の胸肉になぜ抗疲労成分が含まれているのかと不思議に思われるかもしれませんが、渡り鳥の行動を考えると合点がいきます。

渡り鳥は季節に応じて地上の広い範囲を飛び回っています。中でもキョクアジサシという渡り鳥は、1年の間に北極圏と南極圏を行き来しており、移動距離は3万km以上に達すると言われています。キョクアジサシを筆頭とする渡り鳥たちが、長時間疲れずに羽を動かして飛び続けることができるのは、羽を動かす筋肉である胸肉に抗疲労成分であるイミダペプチドが大量に含まれているからです。

家畜化された鶏はもちろん渡り鳥ではありませんが、野生の渡り鳥と同じように、胸肉にはイミダペプチドを含んでいます。

また、イミダペプチドを含んでいるのは鶏の胸肉だけではありません。渡り鳥と同じように海を回遊するマグロやカツオなどの大型魚にも含まれています。マグロやカツオは口とエラを通り抜ける海水を介して呼吸をしています。泳ぎを止めると窒息死するため、寝ている間も尾びれを動かしながら泳いでいます。その尾びれに近い筋肉に、イミダペプチドが豊富に含まれています。

イミダペプチドの抗酸化作用が抗疲労効果をもたらす

では、鶏の胸肉などに含まれるイミダペプチドは、どのようなメカニズムで抗疲労作用を発揮するのでしょうか。

繰り返しますが、疲労を引き起こす原因となるのは、活性酸素による酸化ストレスです。イミダペプチドには酸化ストレスを軽減する抗酸化作用があり、そのことが疲労を軽減する効果をもたらすことが明らかになりました。

専門的な表現になりますが、「イミダペプチドとは、イミダゾール基を有するアミノ酸結合体の総称」です。摂取したイミダペプチドは、消化されて小腸から体内に吸収されますが、血液中や肝臓で「ヒスチジン」と「β《ベータ》-アラニン」という2種類のアミノ酸に分解されます。この2種類のアミノ酸は骨格筋や脳の組織に運ばれ、そこで再びイミダペプチドに合成（再合成）されるという特性があります。

骨格筋や脳は日ごろの活動により活性酸素が発生しやすく疲労しやすい部位ですが、イミダペプチドはその骨格筋や脳で再合成されてその場で抗酸化作用を発揮します。

イミダペプチドはどの動物でも、疲労が蓄積しやすい部位に豊富に含まれています。そのため、渡り鳥や鶏なら羽ばたくときに使われる胸肉に、マグロやカツオなら尾びれに近い筋肉に多いのです。

私たちの脳にはつねに全血液の20％ほどが巡っていますが、大事な脳を守るために脳に血液を送る途中には危険物をあらかじめ排除する関所があります。これを「血液脳関門（Blood Brain Barrier：ＢＢＢ）」と呼びます。これは脳内の血管の内側を覆う血管内皮細胞で構成されていて、全長６００㎞ほどある脳内の血管の壁を覆いつくしているとされます。前述のヒスチジンとβ－アラニンはともに人体に有益なアミノ酸であり、この血液脳関門を通過します。そして脳内にある酵素の働きによって再合成されてイミダペプチドとなるのです。

しかし、ヒスチジンとβ－アラニンはいずれも単独では抗酸化作用がありません。再合成でイミダペプチドとなって初めて抗酸化作用を発現する仕組みであるため、脳の疲れにピンポイントで働くと言えます。そこには、限られた栄養成分を疲労軽減のためにいかに効果的に使うかという、生き物の知恵が隠されているのだと私には思えるのです。

イミダペプチドは持続的に抗酸化作用が働く

緑黄色野菜や果物などに含まれているビタミンA、C、Eのいわゆる「ビタミンエース」、植物の苦みなどの成分である「ポリフェノール」のように、活性酸素に対抗する抗酸化作用を持つものはイミダペプチド以外にもあります。

鶏の胸肉などからイミダペプチドをとらなくても、ビタミンエースやポリフェノールのように抗酸化力を持つ成分を取りいれると、脳の疲労は果たして同じように軽減できるのでしょうか。

答えは残念ながら「ノー」です。イミダペプチドと、ビタミンエースやポリフェノールなどほかの抗酸化成分とでは、酸化ストレスに対抗し続ける持続力がかなり違うことがわかっています。第二章で触れたように活性酸素の一部は、100万分の1秒単位で発生しては消滅しますが、疲労したときには、発生し続けては一瞬で細胞を酸化させています。

そのため、終わりのみえないモグラたたきをするように、現れては消え、消えては現れてくる活性酸素を無力化し続ける必要があります。

抗酸化成分の性質は多種多様ですが、1時間もすると効果がなくなるものが大半だと考えられています。ことにポリフェノールの多くは水に溶ける水溶性であり、体内に溜めることができません。

たとえば、赤ワインやブルーベリーなどに含まれるポリフェノールの一種であるアントシアニンはイミダペプチドよりも抗酸化力が強いので、一時的には活性酸素による酸化ストレスは抑えられます。しかしながらアントシアニンが消耗して減ってくると、処理されない活性酸素が増えて脳で酸化ストレスが高まり、脳疲労をもたらすことになります。

また、活性酸素が発生しているのは脳内だけではありません。体内のさまざまなところで活性酸素は暴れていますが、アントシアニンなど抗酸化成分の多くは部位を選ぶことなく、抗酸化作用を発揮します。それはそれで体にとっては有益ではありますが、血液脳関門を通って肝心の脳に到達する前にその作用が浪費されているので、とった抗酸化成分のうちで脳に届いて抗疲労効果をもたらすのはごく一部に過ぎなくなります。

その点、イミダペプチドはアミノ酸に分解された状態で、摂取した分だけ脳内で活性酸素に対抗し続けることができるという際立った特徴があります。

イミダペプチドは鶏の胸肉100gで効果的に摂取できる

イミダペプチドをどれぐらい摂取すれば抗疲労効果があるのかについては、数々の実験結果から、「脳内で持続的に酸化ストレスを減らして、抗疲労効果を発揮し続けるには、1日あたり200㎎のイミダペプチドをとるのが有効である。最低2週間ほどとり続けると抗疲労効果が現れる」ということが明らかになっています。

具体的には、1日に200㎎のイミダペプチドを効果的に摂取するには、鶏の胸肉を100g食べるのがよいでしょう。

鶏の胸肉は、比較的安価で簡単に手に入るというメリットもあります。最近はコンビニでも、サラダ用に加工されたタイプが買えるようになっています。

イミダペプチドは加熱に強くて安定的なので、鶏の胸肉を蒸したり、茹《ゆ》でたり、焼いたりと、好みの調理法で食べることができます。また、イミダペプチドは水溶性なので、蒸す、茹でるなどしたときは、残った汁を調味してスープにすると、イミダペプチドを余すところなく摂取できます。ただし、直火で長時間あぶると成分が変質する恐れがあるため、焦がすようなグリル料理は避けてください。

同じ肉類では、牛肉や豚肉にもイミダペプチドは含まれていますが、含有量は鶏の胸肉よりもかなり少なくなります。たとえば牛肉で1日200㎎のイミダペプチドを摂取しようとすると、毎日400gを食べる必要があります。ステーキが好きな欧米人なら食べられるかもしれませんが、多くの日本人にとって400gの牛肉はそうそうペロリと食べられる量ではないでしょう。

また、鶏の胸肉は低脂肪・低カロリーという理想的なタンパク質源ですが、牛肉は脂肪分が多くてカロリーが高く、毎日のように食べていると過体重をまねき、生活習慣病のリスクが高くなります。疲労を防げたとしても、肥満から生活習慣病になってしまっては元も子もありません。

鶏の胸肉以外でイミダペプチドをとる方法としては、サプリメントがあります。鶏の胸肉もサプリメントも、イミダペプチドの量として200㎎を体内に吸収できれば同じ効果を得ることができます。ただ、鶏の胸肉は食事や摂取方法により体内への吸収力に差がでやすいため、毎日定期的にイミダペプチドをとるには、カプセルやドリンクのようなサプリメントのほうが適しているかもしれません。

インターネットの検索エンジンに「イミダペプチド」と入力して検索をかけてみると、多くのイミダペプチドのサプリメントが表示されます。ただ、イミダペプチド・サプリとひと口に言っても内容も製造元も違いますから、どれを選べばいいのか迷ってしまいます。

そこでサプリを選ぶ際の目安としたいのが、「イミダペプチド確証マーク」です。これはイミダペプチドが疲労を軽減する効果を発揮する1日200mgの必要量が入っていることを、各サプリメントメーカーが、メーカーの壁を超えて作った団体が保証しているものです。この「確証マーク」がついていれば、品質には間違いがないと言えます。

ネット上の検索でヒットする製品の中には、1日の摂取目安量をとっても200mgのイミダペプチドが含まれていない商品、あるいは「イミダペプチド含有チキンエキス○mg含有」といった誤解をまねく表示をしている商品もあります。チキンエキスに何mgのイミダペプチドが含まれているかがわからないので、こうした商品は避けましょう。イミダペプチドのサプリメントは安価ではありませんから、確実に成果を期待するためには、信頼できるメーカーの高品質なタイプを選ぶ必要があります。

イミダペプチドは細胞の酸化と損傷を抑える

イミダペプチドに抗酸化作用があり、脳で確実に働いているとしても、実際に疲労が軽減していることが確かめられないと、抗疲労効果があるとは言えません。確実なエビデンスを得るために、抗疲労プロジェクトでは具体的に次の3つの側面から、イミダペプチドの抗疲労効果を検証してみることにしました。その結果について、少し専門的になりますが、解説しておきます。

①作業効率（パフォーマンス）の低下が抑えられるか
②疲労感が軽減されるか
③細胞の損傷と酸化を抑えることができるか

第一章で述べたとおり、疲れとは「身体的・精神的な負荷により、作業効率（パフォーマンス）が低下している状態」と定義されます。そこで①の検証により、作業効率の低下をイミダペプチドが抑えているかどうかを確かめました。

検証実験では被験者をA群とB群の2つのグループにわけて、初めに4週間、毎日、A群にはイミダペプチドを400㎎含むドリンク、もう一方のB群にはイミダペプチドが入っていないプラセボドリンクを飲んでもらいます。4週間の摂取後、固定式自転車を1時間×4セット漕ぐ運動負荷試験を実施します。さらに、4週間の間隔をあけて、今度はA群にはプラセボを、B群にはイミダペプチドを4週間摂取してもらい、再び、同じ運動負荷試験を実施しました。

プラセボドリンクは、イミダペプチド入りのドリンクと味わいはそっくり同じ飲料です。そして被験者はもちろん、調査する医師側にも、どちらのグループが何を飲んでいるのかがわからない仕組みで行いました。これは「二重盲検クロスオーバー法」と呼ばれる、精度の高い調査が可能になる方法です。

4時間の運動負荷は固定式自転車を使い、被験者に負荷0・5時間後、負荷3・5時間

イミダペプチドはパフォーマンスの低下を抑制する

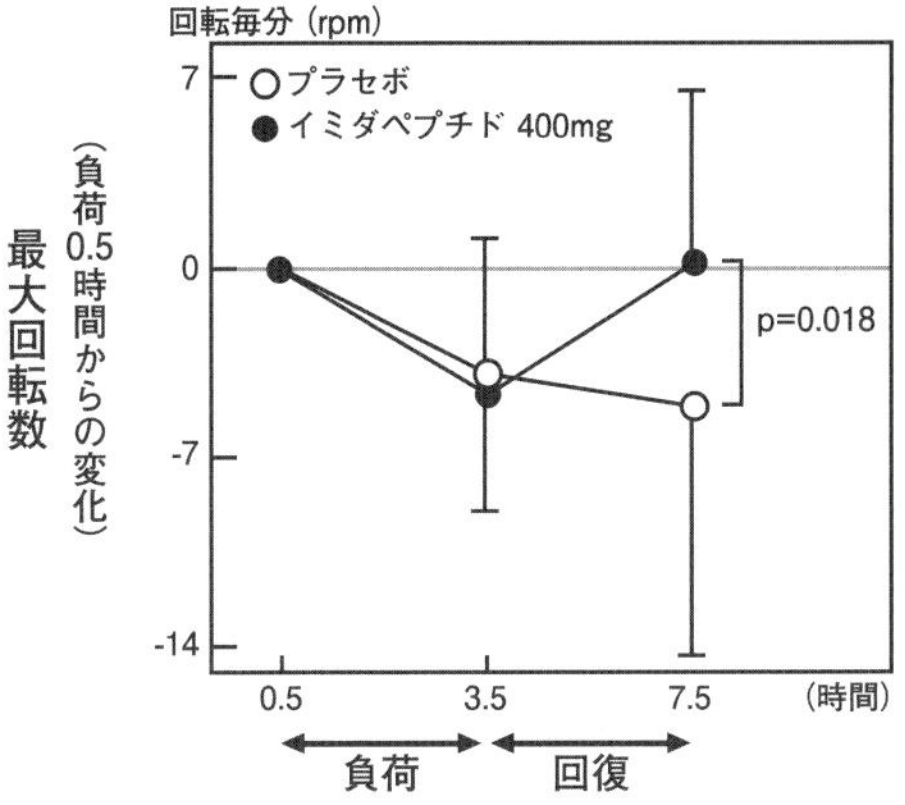

田中雅彰ほか「CBEX-Dr配合飲料の健常者における抗疲労効果」『Jpn Pharmacol Ther（薬理と治療）vol.36 no.3 2008』より作成

後、回復（休憩）3・5時間後に2分間隔で3回、10秒間全力で自転車のペダルを漕いでもらいました。そのときどきの回転数を測定し、平均値によって評価するものです。

イミダペプチドを含まないプラセボドリンクを飲んだグループは、ペダルを3時間半漕いで休憩を同時間経てから再度測定したとき、休憩前よりペダルの回転数は落ちていました。

一方、イミダペプチドを含むドリンクを摂取したグループにおいては、ペダルを3時間半漕いで休憩後には回復に転じて、ペダル回転数は漕ぎ始めの数値まで戻りました。この差は、P（危険率）＝0・018という統計的有意差をもって確かめられました。この結果から、イミダペプチドに作業効率の低下を抑える作用があることがわかりました。

次は②の疲労感の軽減についての検証です。誰もが、もっとも興味がある実験でしょう。この検証実験は、日常で疲労感を自覚している207名の被験者を3つのグループにわけて行いました。さきほどと同じように二重盲検クロスオーバー法で被験者にも医師サイドにも、どのグループが何を飲んでいるかがわからないようにし、8週間にわたり、第1グループにはイミダペプチド400㎎を含むドリンク、第2グループにはイミダペプチド200㎎を含むドリンク、そして第3グループにはイミダペプチドを含まないプラセボドリンクを飲んでもらいました。

疲労感の測定には労働衛生の現場などでよく用いられる「VAS（Visual Analogue Scale）」（視覚的評価スケール）という疲労度テストを採用。被験者に、疲労感、つらさ、痛みなどの項目がそれぞれどのくらいなのかを0〜10の数値で自己評価してもらい、数値の合計で疲労度合いを評価します。その結果、イミダペプチドを摂取しているグループでは2週間

イミダペプチドは日常作業による疲労を軽減する

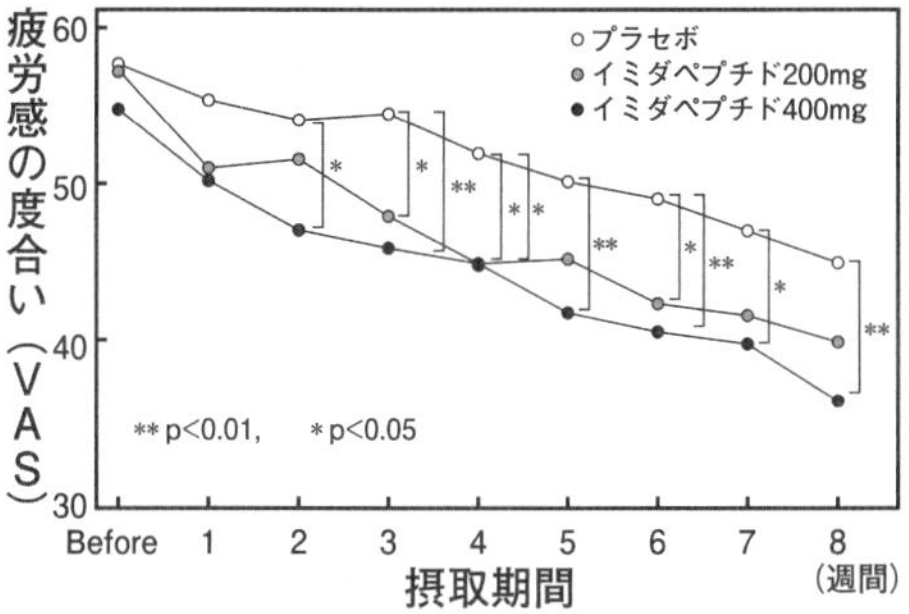

清水惠一郎ほか「イミダゾールジペプチド配合飲料の日常的な作業のなかで疲労を自覚している健常者に対する継続摂取による有用性」「Jpn Pharmacol Ther（薬理と治療）vol.37 no.3 2009」より作成

ほどすると明らかに疲労感が統計的に有意に下がり、しかも200㎎よりも400㎎をとったグループのほうが疲労感は、統計的に有意ではないものの、より低減するという結果が得られました。

この結果から、イミダペプチドを毎日200㎎摂取することで疲労感が軽減すること、さらに、その倍量の1日400㎎摂取でさらに強い疲労軽減効果が期待できることが示されました。

①②はマクロな生体への効果という視点でイミダペプチドと疲労の関わりを検証しましたが、最後の③ではミクロの視点に立ち、疲労の元凶となっている細胞の損傷と酸化がイミダペプチドでどのように抑えられるかを、血液、尿中のマーカーを使い、客観的にチェックしました。

イミダペプチドは
酸化ストレスの上昇を抑制する

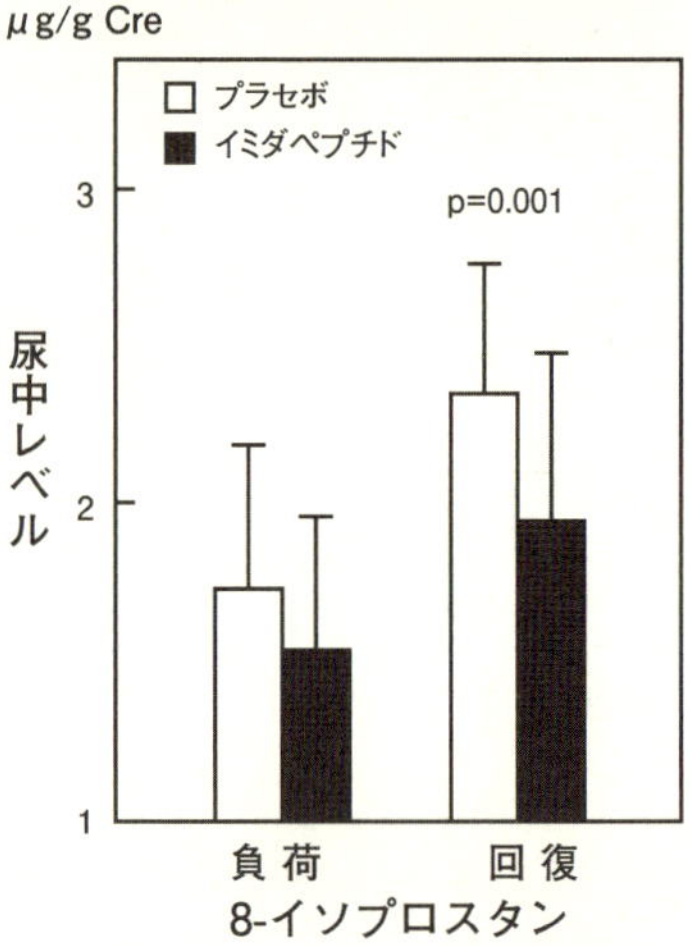

イミダペプチドは組織損傷を抑制する

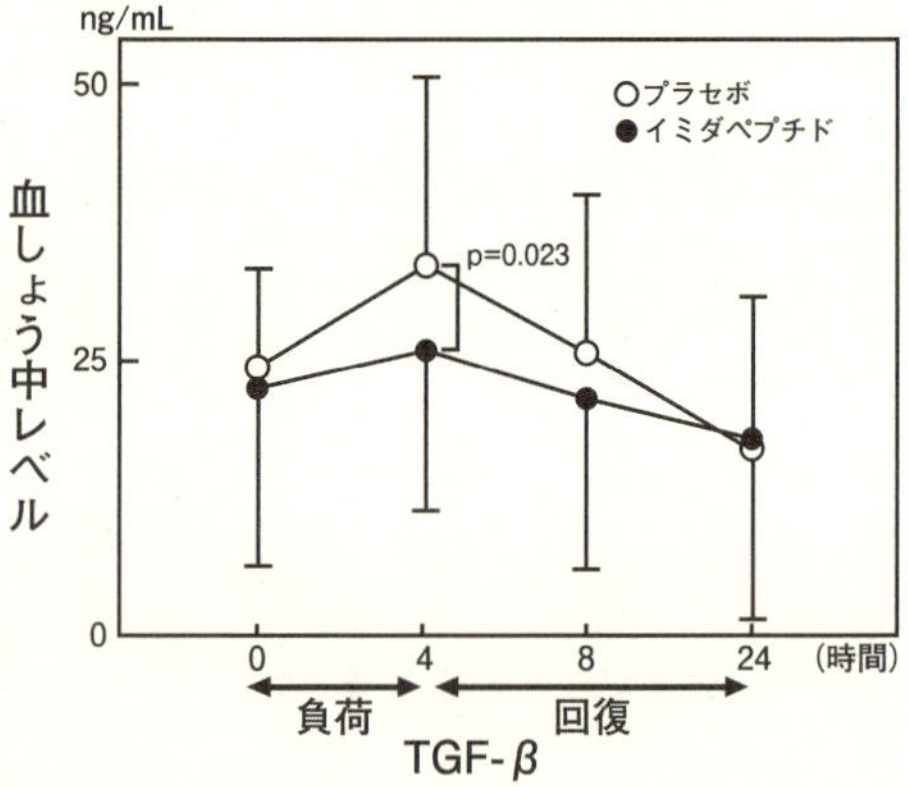

田中雅彰ほか「CBEX-Dr配合飲料の健常者における抗疲労効果」『Jpn Pharmacol Ther（薬理と治療）vol.36 no.3 2008』より作成

細胞の酸化の度合いは、尿中の8《エイト》-イソプロスタン、損傷は血液中のTGF-βという物質を指標とします。8-イソプロスタンは細胞が酸化すると増えてくる物質、TGF-βは細胞が損傷すると増えてくる物質です。

①の検証実験のときに、作業負荷を与えている被験者の血液と尿を採取して、8-イソプロスタンとTGF-βの値の変化をチェックしました。するとイミダペプチドをとっているグループでは、8-イソプロスタンとTGF-βの値は、そうでないグループと比べて有意に低下していました。

これは、「イミダペプチドが、細胞レベルで酸化と損傷を抑えることが作業効率（パフォーマンス）の低下を防ぎ、疲労感の軽減に役立つ」ことを示しているのです。

「クエン酸」にも疲労回復効果があることが判明

抗疲労プロジェクトによる研究では、抗疲労に作用する成分として、イミダペプチド以外にクエン酸があることがわかりました。

クエン酸は、レモンやグレープフルーツなどの柑橘《かんきつ》類、梅干し、酢など、「酸っぱさ」

を覚える酸味を持つ食品に豊富に含まれています。運動後に疲れを解消しようと、これらを食べている人も多いと思いますが、ここでは、なぜクエン酸に抗疲労効果があるのか、また、より効果的な摂取の方法を紹介します。

クエン酸には、イミダペプチドとは違ったメカニズムが作用します。

人の体は37兆個と言われる細胞で構成されていますが、細胞にはそれぞれの活動エネルギーを生み出すための発電所のような極小の器官が備わっています。それがすでに触れたミトコンドリアです。

ミトコンドリアは、酸素を使っておもに人が食事で摂取した糖質や脂質といった栄養素を分解し、多量のエネルギーを効率的に生み出しています。いわば体のエネルギー工場です。このエネルギーこそが多様な生命活動に利用されます。

この工場でエネルギーを生む反応にはクエン酸が重要な役割を果たしていることから、ミトコンドリアの基質の反応部位は「クエン酸回路（TCA回路）」と呼ばれます。

細胞の直接のエネルギー源になっているのはATP（アデノシン三リン酸）という物質です。ATPはADP（アデノシン二リン酸）という物質に変化するときに細胞にエネルギーを供給しますが、ATPの貯蔵量には限りがあります。そこでクエン酸回路が働いて、ADPをATPにリサイクルし続けることで細胞を安定的に動かしています。

このような生体内でのエネルギーの変換や物質間での移動を、医学的また生物学的には「エネルギー代謝」、あるいは、単に「代謝」と言います。

細胞が酸化ストレスなどによってエネルギー不足になると、人の脳は疲労感を覚えだし、疲労は蓄積していきます。このとき、クエン酸を増やしてクエン酸回路を活性化させると、ミトコンドリアで再びエネルギーが産出されて疲労は軽減します。

クエン酸がとくに疲労回復効果を発揮するのは、食事などから栄養を十分にとらずに激しい運動をしているときです。このような状況下でクエン酸をとると、短時間でクエン酸回路が活性化します。スポーツ選手がトレーニング後にクエン酸を含むスポーツドリンクを飲む、マラソンのエイドステーションにクエン酸ドリンクが用意されているなどは、クエン酸の疲労回復作用を期待しているからでしょう。

クエン酸で疲労を回復したい場合、1日にレモンなら2個、黒酢なら大さじ1杯、梅干しなら2個を摂取の目安としてください。

ただし、ここで覚えておきたいのは、「クエン酸単独では、疲労の元の活性酸素の攻撃から脳の神経細胞は守れない」ということです。とくに激しい運動や労働をすると、ミトコンドリアにおいてクエン酸回路でエネルギーを生み出すときに、使った酸素から大量の活性酸素が発生します。クエン酸でエネルギー代謝は活性化されますが、酸化ストレスは防げないため、活性酸素を放置しておくと、酸化ストレスによる疲労が蓄積することになります。

ではどうすればいいのでしょうか。その効果的な抗疲労法は、「イミダペプチドとクエン酸を適量、組み合わせて摂取すること」です。なおかつ、「疲れを感じる前にこれらを日常的に摂取し、予防すること」が、疲労に対抗するためにもっとも効果的であると判明しています。

ビタミンCとBCAAに疲労軽減作用があるというのは間違い

疲労回復に役立つ成分としてビタミンCとBCAAを挙げる人がいますが、どちらも疲労を軽減するというエビデンスはありません。

抗疲労プロジェクトでは、ビタミンCに関しても研究を行いました。ビタミンCは前述のビタミンエースの一角であり、抗酸化作用があると言われているため分析を試みたのですが、1日3000㎎のビタミンCを経口摂取しても、疲労を軽減する効果は見受けられませんでした。

厚生労働省による日本人のビタミンCの1日あたりの摂取推奨量は100㎎です。その30倍の量をとっても効果がなかったので、ビタミンCに疲労回復効果がある可能性は現実として低いと推定できます。また、3000㎎以上のビタミンをとると下痢や結石のリスクが高まる恐れもあります。

ただし、抗疲労作用はなくても、ビタミンC自体は人体に必須の栄養素です。体内では作り出すことができないので、野菜や果物などから不足しないようにとる必要があります。

ビタミンCでことに大切なのは、コラーゲンを構成するタンパク質の合成・保持にあたって不可欠な物質だということです。ビタミンCが欠乏するとタンパク質をいくらとっても、体内でコラーゲンが合成されにくくなります。すると、ウイルスが体内に侵入しやすくなるほか、タンパク質からできている皮膚や粘膜がもろくなって出血しやすくなり、重症化すると命を失う場合もあります。

続いて取り上げるＢＣＡＡもタンパク質と関わりがあります。

ＢＣＡＡ（Branched Chain Amino Acids）とは「分岐鎖《ぶんきさ》アミノ酸」のことで、具体的にはバリン、ロイシン、イソロイシンという３つのアミノ酸の総称です。タンパク質は約20種類のアミノ酸で構成されており、そのうち９種類は体内では合成できない必須アミノ酸です。ＢＣＡＡはすべて必須アミノ酸であり、人の筋肉における必須アミノ酸の20〜30％を占めています。

ＢＣＡＡは運動時の疲労回復に効果があると喧伝《けんでん》されており、スポーツドリンクやアミノ酸ドリンクに多く配合されていることは周知の事実でしょう。しかし、ＢＣＡＡに長時間運動での疲労回復効果が期待できないことは抗疲労プロジェクトの実験で確かめられています。むしろ、ＢＣＡＡをとりすぎると、疲労回復どころか疲労感が強くなる恐れもあります。

ＢＣＡＡは血液脳関門を通過して脳の中に入ります。脳内にはアミノ酸をキャッチする受容体と呼ばれるアンテナのようなものがあります。ＢＣＡＡを脳内でキャッチするのは、トリプトファンという別の必須アミノ酸と共通するアンテナです。トリプトファンは脳内で作られるセロトニンの原料で、セロトニンは神経細胞に作用して疲労感を軽くする働きがあります。

ここに大きな問題があります。ＢＣＡＡをたくさんとるとキャッチするアンテナを先に専有してしまうため、競合するトリプトファンをいくらとっても脳内で利用しにくくなります。するとセロトニンの合成量が低下し、疲労感が増すことになるのです。

ＢＣＡＡを含むスポーツドリンクやアミノ酸ドリンクでは１本（５００㎖）で４ｇ（４０００㎎）のＢＣＡＡを含むタイプもあります。４ｇものＢＣＡＡを一度に摂取すると、トリプトファンなどの血中濃度が一気に10分の１に下がることがわかっています。これは、私たちのプロジェクト研究だけでなく、ＢＣＡＡドリンクを販売している企業の研究でも同様の結果が出ているようです。

そもそもタンパク質を作っている20種類のアミノ酸のうち、３種類だけを一度に４ｇも摂取するのは明らかにとりすぎです。体内のアミノ酸のバランスがくずれ、それが疲労以外の何らかのダメージを与える恐れもあります。

ただ、ＢＣＡＡに効果がまったくないわけではありません。ＢＣＡＡが効果的に作用するのは、高強度の筋トレ、登山、ボクシングやスクワットのように、筋肉に強いダメージが及んで損傷するような激しいトレーニングやスポーツを行ったときです。筋肉内ではＢＣＡＡが消耗するので、ＢＣＡＡを含むスポーツドリンクやアミノ酸ドリンクで補うとよいでしょう。またＢＣＡＡのうちのロイシンは、筋肉にタンパク質を合成するスイッチを入れる働きがあると言われています。筋トレなどで筋肉を大きくしたいときは、ＢＣＡＡの摂取が有効といえます。

酒の飲みすぎは活性酸素が発生するもと

仕事が忙しくて疲れてストレスが溜まると、お酒を飲んで発散しようとする人が多いようですが、それは結果的に疲労を溜め込むことにつながります。

お酒を飲むと疲れがとれたような気になるのは、理性をつかさどっている大脳の前頭前野（36ページ）を始めとする脳全体の機能が麻痺するからです。アルコールは血液脳関門を通過して脳内へ入り、脳を構成している神経細胞に浸透します。アルコールで酔いが生じるメカニズムはまだよくわかっていませんが、神経細胞同士の接合部のシナプス（31ページ）での情報伝達が妨げられるからだと考えられています。

また、アルコールの飲みすぎは活性酸素を発生させる引き金のひとつとなることがわかっています。

摂取したお酒に含まれるアルコールは胃腸で体内に吸収されると、アルコール代謝の中枢である肝臓へ運ばれます。アルコールは人体にとって有害であるため、肝臓では2種類の代謝酵素の働きにより、速やかに水と二酸化炭素に分解されて無毒化されます。その代謝のプロセスで活性酸素が生じるのです。飲めば飲むほど活性酸素は多く発生し、細胞の酸化と損傷を進めることになります。

お酒の飲みすぎには注意が求められますが、家族や気の置けない仲間たちとほろ酔い気分で適度にたしなむ程度であれば、精神的なストレスが軽くなりますし、少量の飲酒は全身の血流を促し、血圧を下げる働きがあります。また、お酒は食文化の一翼を担っており、食卓を豊かにする働きがあることも無視できません。

厚生労働省の発表では、適正飲酒量を純アルコール換算で20g程度としています。これは日本酒で1合、ビールなら中瓶1本、ワインだとグラス2杯ほどです。肝臓が正常に代謝できるアルコール量は個人差が大きく、体の小さな女性はこの適正飲酒レベルでも過剰になる恐れがあります。

抗疲労の面からは、適正飲酒量を1日の飲酒量の上限として、アルコールの強度に応じて控えめに飲むのが適切な飲み方と言えます。加えて肝臓の負担を減らすために週2～3回はアルコールを飲まない休肝日を設けるようにしましょう。ただし、114ページで触れたようにお酒で眠ろうとする、いわゆる「寝酒」は脳と体にとって非常に危険性が高いことを繰り返しておきます。

第五章　「ゆらぎ」のある生活で脳疲労を軽減する

森が快適なのはマイナスイオンの作用ではない

科学的な根拠がある脳疲労を軽減するための実践法として、まずは「睡眠」（第三章）、次に「食事の成分」（第四章）について紹介しました。本章では、オフィスや住空間など「環境」について考えてみましょう。

２００４年から、厚生労働省、農林水産省と各研究機関などが産官学連携で「森林セラピー」の効果を科学的に検証し、予防医学に役立てようとする研究が行われています。

脳疲労を軽減するには、自律神経の副交感神経を優位にして脳と体の活動を休息モードにする必要がありますが、これまでの研究で、森林のさまざまな要素が副交感神経を優位にすることがわかってきています。実際、森林を散策する、森の奥にある滝ツボに行くなどすると、疲れが癒され、リフレッシュする感覚があると思います。

森に癒しを求める「森林浴」では、樹木が発している香りの成分「フィトンチッド」にリラックス効果があると言われています。

また、滝ツボやビーチのような水際では、水の細かいしぶきから「マイナスイオン」が発生しており、このマイナスイオンにも疲れを癒してくれる作用があると言われています。

しかし、ここで確認しておきたいのは、森林や滝ツボがもたらすリラックス作用は、フィトンチッドやマイナスイオンによるものではないということです。

フィトンチッドには殺菌作用は確認されていますが、疲労を軽減する作用はみつかっていません。マイナスイオンは科学的にその癒し効果を実証する以前に、存在そのものがあいまいなのです。マイナスイオンという言葉は和製英語であり、日本以外の国々では研究の対象にもなっていません。

では、リラックス作用をもたらすものがフィトンチッドでもマイナスイオンでもないとしたら、一体何が森林のヒーリング効果をもたらしているのでしょうか。その答えは、

「ゆらぎ」にあります。「ゆらぎ」は、脳疲労を軽減することが解明されています。

それでは、「ゆらぎ」とは、具体的に何のことを言うのかをみてみましょう。

森を歩くと木漏れ日が輝き、そよ風がどこからともなく体をそっと撫《な》でていきます。耳を澄ますと川のせせらぎ、鳥の鳴き声が聞こえてきます。滝ツボでも、空気中に舞い上がった細かな水の粒子がランダムに広がっています。風の強さや方角はつねに変わり、温度も湿度も、滝が流れ落ちる音も微妙に変化しています。

このように、一定の平均値から微妙にずれたある程度の「不規則な規則性」を持つ現象を、「ゆらぎ」と呼びます。「カオス」という言い方をする場合もあります。森は、もっとも「ゆらぎ」に満ちた空間環境なのです。

生体に「ゆらぎ」があるから自然環境は心地よい

なぜ、人は「ゆらぎ」を心地よいと感じるのでしょうか。

それは、自然環境に存在する人の生体もつねにゆらいでいるからです。自然環境の「ゆらぎ」と人体の「ゆらぎ」がシンクロすることが心地よさをもたらしていると考えられます。

自然界に一定な事象はありません。自然環境のあらゆる事象はつねに「ゆらぎ」を持っています。物理学は私の専門分野ではありませんが、素粒子のようなミクロの世界でも、あるいは宇宙のようなマクロの世界でも、「ゆらぎ」は共通に見受けられます。

ヒトの生体活動にも、「ゆらぎ」があります。

まず、体の要《かなめ》となる脳と心臓をみてみましょう。脳波を計測すると、その曲線は毎回ずれています。心臓の拍動数である心拍数も、刻々と変化します。このことは、ヒトの体が「ゆらぎ」ながらコントロールされていることを示しています。

人の生体活動として、心拍、脳波、呼吸、体温、血流、血圧などを計測した場合、計測値にもっともノイズが少ない状態の「ゆらぎ」が観察できるのは、目の瞳孔《どうこう》です。

瞳孔の大きさをコントロールしているのは、自律神経です。自律神経はつねに「ゆらぎ」を持っており、それが瞳孔の大きさにも反映します。交感神経が優位になると瞳孔は開き、副交感神経が優位になると瞳孔は閉じていきます。また、正しい視覚情報を得るうえでも瞳孔のゆらぎは大きな役割を担っていることが知られています。

目は脳のすぐ近くにある器官なので、自律神経を観察する場合は、瞳孔径（瞳孔の大きさ）の「ゆらぎ」を追ってデータを記録していきます。つまり、目は自律神経の窓、と言えます。人の体で自律神経を観察する場合は、不要なノイズに惑わされることがない瞳孔の「ゆらぎ」を追うのが適切であり、疲労測定のバイオマーカーの役割をも担います。

「ゆらぎ」で疲れにくい環境を作ることができる

自然環境に代表される「ゆらぎ」には、疲労回復効果があります。ストレスが多い環境下では、自律神経のうち、緊張や興奮時に働く交感神経がつねに優位になっています。ところが、人は「ゆらぎ」の環境に置かれると心地よさを感じ、交感神経に代わって心身を休息モードに切り替える副交感神経が優位になります。そのため、ストレスや疲労が軽減することがわかっています。

オフィスや居住空間で快適と感じる室温や湿度で作業をしていても、それが長時間同じであると「ゆらぎ」がなくなり、人は疲れやすく眠気を催しやすくなります。我々研究グループは、「ゆらぎがある環境」と「ゆらぎがない環境」で、仕事の作業の効率や疲れの程度がどう変わるかを調べるために、次の実験を実施しました。

9名の被験者に次の2種類の環境の中で4時間、車の運転をしてもらい、主観的疲労感（眠気、体感温度）と客観的疲労度（疲労因子FF、自律神経による疲労評価、作業効率、機能検査）を測定しました。

- 固定環境：本人が「最適」と指摘した室温と湿度に固定した環境
- ゆらぎ環境：「最適」と指摘した温度から±1・5度の範囲で「つねにゆらぎを与えた」環境

153ページの上のグラフは、環境温度を固定した場合と、ゆらぎを与えた場合の疲労感の推移をみています。

そして、下のグラフは、4時間の運転作業負荷をかけた際に生じた運転効率の低下（運転疲労）をみたものです。その結果、「最適」という温度で固定するより、「つねにゆらぎを与えた」環境のほうが疲労感も少なく、かつ作業効率の低下も抑えられることがわかり

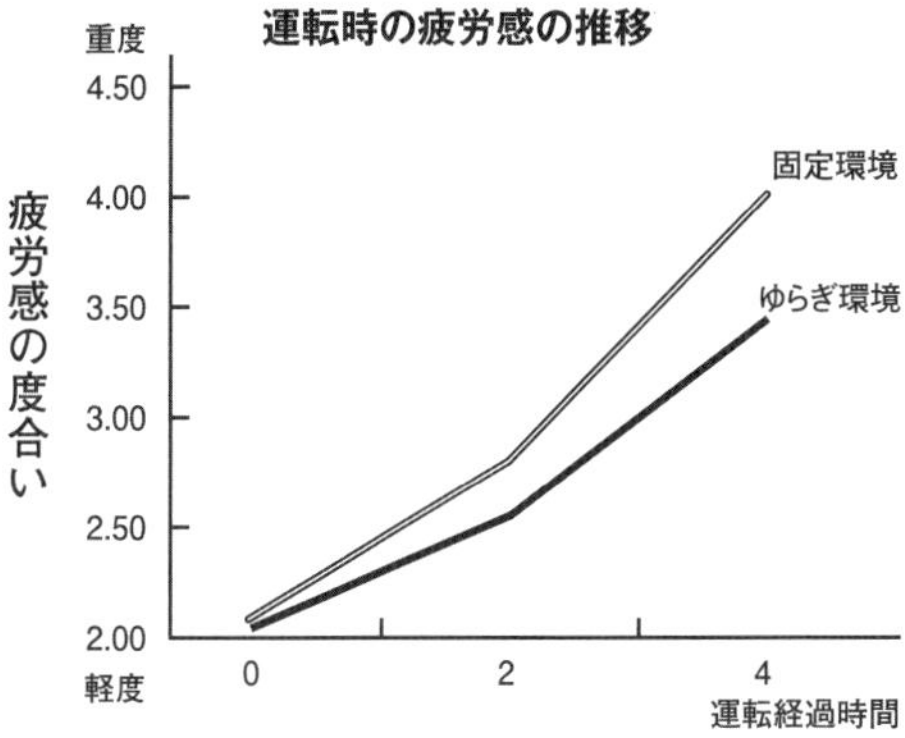

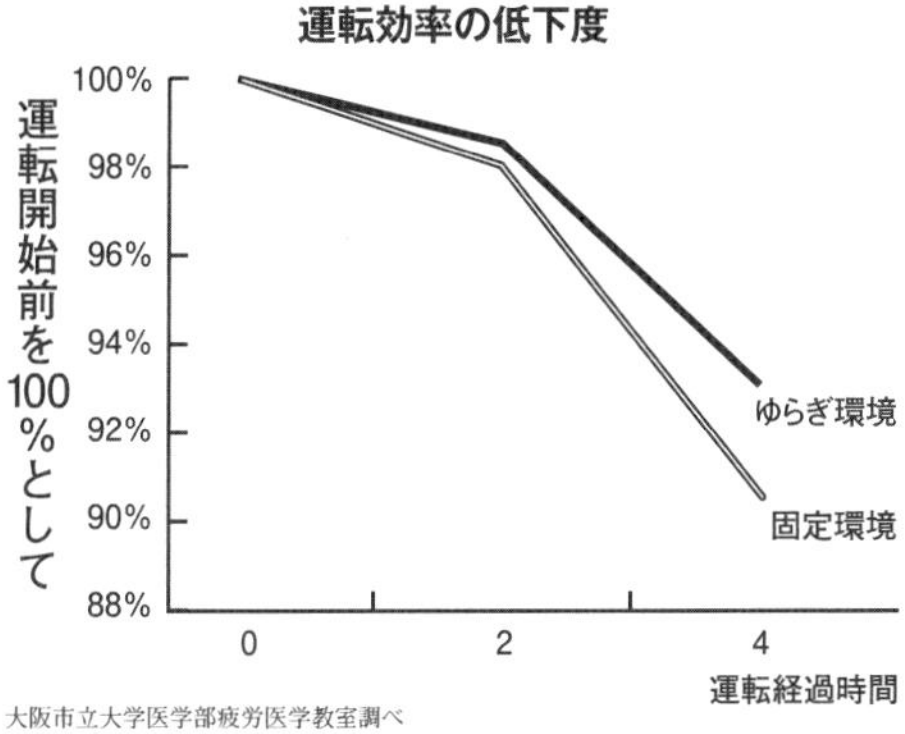

大阪市立大学医学部疲労医学教室調べ

ました。この研究は、まだ予備実験ではありますが、今後の快適・癒し空間を創造するうえで貴重なサジェスチョンを与えたものと言えるでしょう。

実際の生活においても私たちは疲れてくると、無意識のうちに「ゆらぎ」を求めます。たとえば、自動車を長時間運転していると、ときどき窓を開けたくなります。それは、一定に保たれた車内環境に「ゆらぎ」をとりいれ、リラックスして疲れを軽くしたいからです。また、教会などにあるステンドグラスは、太陽光に木漏れ日のような「ゆらぎ」を与える作用がありますが、そこには「ゆらぎ」で疲れを癒したいという先達の知恵が生きています。

改めて考えてみると、かつて、日本人は「ゆらぎ」を大切にする暮らしをしていました。国土の70%近くを森林が占める日本列島は四季の変化に富む気候に恵まれ、「ゆらぎ」に満ちています。日本家屋は木造で、小さな庭で自然を楽しみ、ふすまを多用することで風や光を巧みに取りいれる造りとなっており、年中行事で自然や四季の変化を楽しむ文化が根づいています。

しかし、いまの日本人は過労死の危険性が社会問題になるほど、疲れが溜まる環境に生きています。「ゆらぎ」のない現代的ビルのオフィス空間で長時間働き、理想的な「ゆらぎ」を持つ日本家屋を捨てて自然とは隔絶された住宅に暮らす生活は、疲れを溜め込む一因になります。そろそろ違ったライフスタイルを考えるべきときです。

これまでのオフィスビルや住環境では、利便性重視で省エネ性能という一定の環境をキープすることに主眼が置かれていました。しかしこれからは、「ゆらぎ」を活《い》かしたさらに快適な空間づくりが求められるようになるでしょう。そうすれば、オフィスでも家でも、脳の負担を減らして疲れが軽減され、仕事などの作業効率の向上をはじめ、豊かな生活を送ることに結びつくと私は考えています。

そこで、私たちはおもに公共の施設やオフィスビルを対象に、「エコナビスタシステム」という「ゆらぎ」を意識した空間や、一般家庭向けに医学的根拠に基づいた「快眠健康ナビ」と名づけた室内空間快適制御システムを提案しています。各種センサーを活用して省エネによるエコロジーを達成しながら、空間の光、温度、湿度、風といった要素に自然環境に近い形で「ゆらぎ」を加えるシステムです。今後も「ゆらぎ」のメカニズムを解き明かして実証し、その重要性を広く紹介したいと考えています。

「ゆらぎ」を意識してサーカディアン・リズムを整える

第三章で触れたサーカディアン・リズムにも、やはり「ゆらぎ」があります。それは一日の自然環境に対応しています。気温は朝方、日中、夜と随時変化しています。日光も朝日は優しいサクラ色で、日中は白い光となり、夕方はオレンジ系の色合いになってから少しずつ暗くなります。疲労を避けるためには、自然環境のもとで生きる人のサーカディアン・リズムを、自然の「ゆらぎ」に同期させることが望ましいのです。

日が昇ったら起きて農作業などに精を出し、日が沈んだら眠るという暮らしは、自然環境にシンクロした「ゆらぎ」を持つサーカディアン・リズムに則したライフスタイルです。しかし、現代日本の都会ではこの「ゆらぎ」を排除して、一日中同じような環境で暮らす機会が増えてきました。

照明が終日点灯し、朝から夜までエアコンで気温と湿度を一定に保って空気に「ゆらぎ」がない時間を長くすごしていると、サーカディアン・リズムが乱れて自律神経が疲れ、慢性的な疲労や睡眠障害の引き金となります。そこで「快眠健康ナビ」では自然の「ゆらぎ」に学び、人が持つ本来のサーカディアン・リズムを取り戻すために数々の仕かけをしています。

たとえば、眠りに備えて、夕刻になると部屋を暖色系の落ち着いた照明に変えて、その後は徐々に暗くなる夕焼け色照明の「入眠モード」に入ります。自然環境と同じように夕焼けのような暖色系の光が目から入り、だんだん暗くなると眠る準備がスムーズに整います。体を緊張させる交感神経の活動が抑えられ、休息に向かわせる副交感神経が優位になってくるのです。

このシステムを誰もが手軽にできるように応用することは簡単です。天気がよい日の夕方にはできるだけ、夕暮れを味わうことです。夕日の直視は紫外線の悪影響があるので気をつけながら、日が暮れていくうつろいを脳と体で感じるようにしましょう。

起床時は、目覚まし時計のアラーム音に驚いてベッドから飛び起きると、急な体内リズムの変化でストレスが生じます。自然環境では、音に驚いて飛び起きるのは死の危険がすぐそこに迫っているような非常時のみだからです。照明システムも、光をいきなり明るくするのではなく、だんだんと明るくしていきます。

「快眠健康ナビ」では、起床20分前になると朝日に似せたサクラ色の照明が10分間かけて明るくなり、眠りを少しずつ浅くして起きる環境を整えます。起床10分前に電動でカーテンが少しずつ開き、わずかな自然光を感じることによってさらに眠りは浅くなり、体は休息モードの副交感神経から活動モードの交感神経へとシフトされます。起床5分前になると森の自然音や小鳥のさえずりを流し、ボリュームを少しずつ上げて自然な目覚めへとつなげます。

ナビシステムがなくても、寝る前にカーテンを少し開けておき、夜明けとともに光が射してくるようにする、目覚まし時計には警報音ではなく自然の音を使用する、また、できるだけ自然に起きられるように起床時間を一定にするなどの生活習慣を身につけることで、睡眠にいい影響を及ぼすことができるでしょう。

こうして、朝、昼、夕方、夜の自然の光や音を意識して実践するだけで、サーカディアン・リズムは整っていきます。

デスクワーク中に立ち上がるだけで疲労が軽減する

もうひとつ、「ゆらぎ」の必要性に関して指摘しておきたいことがあります。それはデスクワークや運転中など、同じ空間でじっと同じ姿勢を続けている状況でも、適度に動いて空間や姿勢に「ゆらぎ」を加えることがいかに大切かということです。

「長時間自動車を運転するとなぜ疲れるのか」を調べてみると、実は、運転そのものでは脳も体もあまり疲れていないことがわかりました。では、ドライブ疲れはどこから生じるのかを詳しく調べると、その大きな原因は、同じ姿勢をとり続けることにあったのです。

ドライブで運転席に座り続けていると脚の付け根の股《こ》関節が直角に近い角度で曲がったままになり、上半身と下半身を連絡しているそけい部の太い血管とリンパの流れが悪くなります。その結果、細胞のサビで生じた老廃物でもある疲労物質が滞り、疲労感が強くなるのです。

ドライブ中に高速道路のサービスエリアに入る、道の駅に立ち寄るなどするとリフレッシュします。これは座りっぱなしをやめて立ち上がるだけで血液やリンパの流れが促され、疲労物質の代謝が進むからです。

立ち上がって歩くと、血流はさらにアップして抗疲労効果を発揮します。歩くと脚の筋肉には、「ミルキング・アクション」と呼ぶ牛の乳搾りにたとえられる動きが起こります。牛の乳を絞るように筋肉がリズミカルに伸縮することで、血管の圧迫と開放が交互に行われるため、血流が促進されるのです。

下半身の血液は重力に逆らって心臓に戻る必要がありますが、心臓には血液を吸い上げる機能がないため、ふくらはぎを始めとする脚の筋肉のミルキング・アクションによって血液を還流させています。

オフィスでもデスクワークに夢中になっていると、2〜3時間も座りっぱなしになることは珍しくありません。「ゆらぎ」のない姿勢ではドライブ時と同じように血管が圧迫され、血流が滞ります。デスクワークのときは疲れを自覚する前に立ち上がり、トイレに行くなどして少しでも休憩をとってください。

立ち上がって歩いたら、水分を補給するようにしましょう。渇きを自覚していなくても脱水している場合があります。脱水するとまた血液の流れが悪くなり、疲れを軽減しにくくなります。とくに加齢とともに体内の水分量は減少し、下半身の筋肉が落ちてミルキング・アクションの力が弱くなります。渇きに対する感覚も年々鈍くなるため、脱水を起こして血液循環が滞りやすいのです。

ただし、コーヒーや緑茶などカフェインを含む飲料を補給すると、カフェインの利尿作用で尿の量が増え、逆に脱水が進みます。また、真水の摂取は電解質バランスを崩す場合もありますから、スポーツドリンクがお勧めです。

長時間の飛行機のフライトも疲れをまねきますが、それも座りっぱなしによる血流の滞りが一因です。さらに長時間のフライト後に、「急性肺血栓塞栓症」または「エコノミークラス症候群」と呼ばれる症状が起こることもあります。これは着陸して歩き出した瞬間、呼吸困難やショックで倒れてしまう重篤な病気です。

エコノミークラス・シートのように、狭くて身動きが自由にとれない座席に長時間座っていると「ゆらぎ」に乏しく、ミルキング・アクションが働かなくなり、脚の血液の流れが悪くなります。その結果、静脈に血栓という血の塊が生じ、歩行などをきっかけとしてその血栓が移動し、肺の動脈で詰まることが原因です。エコノミークラスに限らず、長時間のフライトでは1時間ごとぐらいに立ち上がり、トイレに行くなどして脚の血液を心臓へ還流させることを意識してください。

長時間同じ姿勢で座り続けることによる疲労の回復には、立ち上がる、歩くことが効果的ですが、そこにストレッチをプラスするのが理想的です。ストレッチには大きくわけて、反動をつけずに筋肉をゆっくりじわじわと伸ばす静的ストレッチ、ラジオ体操のように反動をつけながらダイナミックに大きく筋肉を動かす動的ストレッチの2種類があります。

静的ストレッチは運動後に行われることが多く、動的ストレッチは運動前のウォーミングアップに用いられることが多いのですが、どちらにも血流を促す効果があります。股関節をほぐす静的ストレッチと動的ストレッチを数種類覚えておいて、長時間の座位の前、途中、休憩時と、疲れを感じる前に実践するようにしましょう。

「休日に1、2泊で温泉旅行」は疲労のもと

日本は世界に冠たる温泉大国であり、日本人は温泉や風呂を好む傾向にあります。仕事などで疲れが蓄積すると、「たまには温泉に出かけてリフレッシュしよう」と思うことがあるでしょう。

自然環境の豊かな温泉は「ゆらぎ」に満ちているため、上手に利用すれば疲労を軽減す

ることはできるでしょう。しかしながら、旅の仕方や入浴法によっては、疲労がとれるどころか、逆に疲れる恐れのほうが大きいので注意が必要です。

まず、遠方に出かける場合は、前述のような自動車や列車での長時間の移動によって疲労します。

次に、ようやく目的地に着くと、お楽しみの温泉が待っていて、いつもより熱いお湯に、いつもより長い時間、回数も多く入りがちです。このとき、体温や脈、血圧が変化するので、それらを調節する自律神経の疲労は高まります。

また、熱いお風呂に肩まで入って全身浴をしないと温泉に入った気がしないと言う人は少なくありませんが、熱いお湯に全身浴で長く浸かり、しかも何度も入ると、確実に疲労が蓄積してしまうのです。

私は以前、健康をテーマにしたテレビ番組で、42度の熱いお風呂に半身浴を8分間行ったあと、全身浴を8分間行い、疲労因子FFと疲労回復因子FRの分泌量を調べるという実験を行いました。その結果、半身浴でも全身浴でも疲労因子FFの量は右肩上がりで増え続けました。ただし、半身浴では疲労回復因子FRも同様に右肩上がりに増えましたが、

42度入浴時のFFとFRの変化の推移
(半身浴8分+全身浴8分)

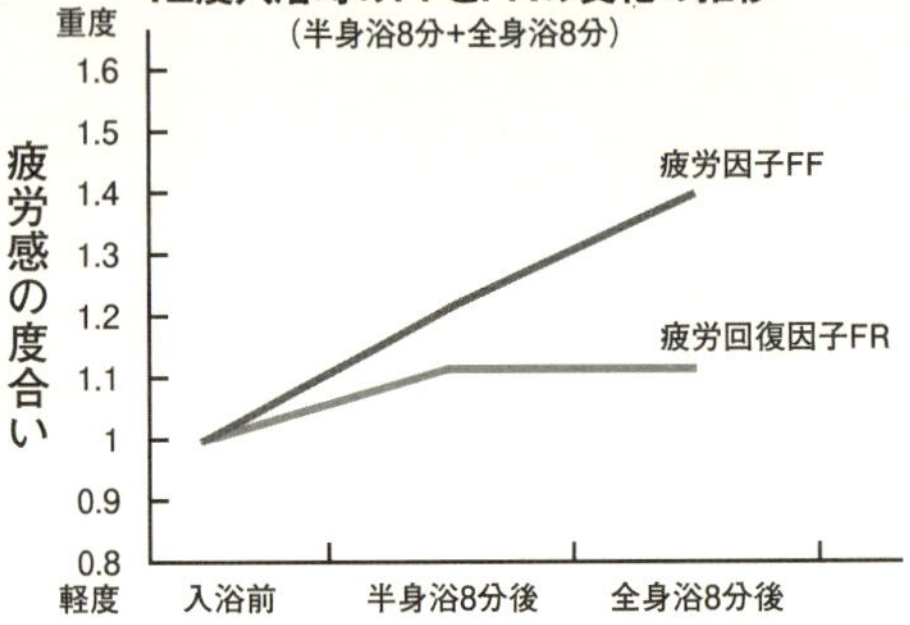

東京慈恵会医科大学ウイルス学第一教室
近藤一博教授の測定データより作成

全身浴では疲労回復因子ＦＲは増えず、疲労が蓄積することが判明しました（上のグラフ参照）。

この結果からわかるように、疲労軽減を促す入浴法としては、全身浴よりも半身浴が適していると言えるのです。

また、熱いお風呂に入ると「ヒート・ショック・プロテイン（以下、ＨＳＰ）」という特殊なタンパク質が作られます。ＨＳＰには免疫力を高める効果があると言われていますが、見方を変えるとＨＳＰは、熱刺激を感知して何か異常なことが起きていると知らせるサインでもあります。次の攻撃に備えて免疫力を上げるのは体の自然な反応ですが、そのために体に無理な負担をかけていると疲労が溜まります。

「ゆらぎ」に満ちた温泉を疲労回復に役立てるには、

38度～40度のぬるめの湯に10分以内を目安に半身浴をし、入浴回数も1日に多くて2回までにとどめておくことが肝要です。

疲労対策という目的で旅に出かけるなら、なるべく無理のない旅行プランを立てて、できれば3泊以上のゆったりした時間を持つことが理想です。忙しいからと1泊や2泊で強行し、「せっかくの温泉旅だから」と近隣の地元グルメや観光地巡りをぎっしり詰め込み、全身浴で温泉に何度も浸かると、むしろ疲れるばかりでしょう。

「緑青《りょくせい》の香り」が疲労を軽減する

生活空間に「ゆらぎ」を与える方法のひとつに、「香り」があります。

眠る前や睡眠中に、アロマテラピーを楽しむ人もいます。香りに何らかの心身への作用を求めるのがアロマテラピーで、植物から抽出した精油（エッセンシャル・オイル）などの香りを活用し、ヨーロッパでは医療の現場に取りいれられることがあります。

アロマテラピーでは一般的にラヴェンダーやカモミールなどの香りにリラックス作用や疲労回復作用があると言われています。好きな香りをかぐと誰でもリラックスするため、ラヴェンダーやカモミールの香りが好きな人ならば、疲労感は軽くなる可能性があります。ただし、ラヴェンダーやカモミールの香りが嫌いな場合は疲労感は軽減されず、疲労が回復することもありません。

現在、抗疲労効果が科学的に確かめられている香りがひとつだけあります。それは青葉アルコールや青葉アルデヒドの香りです。これは植物が発する緑葉成分であり、芝を刈ったり、緑茶の缶を開けたりしたときに漂ってくる香りです。とくに新茶の葉は、青葉アルコールの濃度が高いことで知られています。ここでは両者を合わせて「緑青の香り」と呼びます。「緑青の香り」の効果を実証したのは、当時、財団法人東京都神経科学総合研究所に所属していた尾上浩隆氏らが行ったサルを使った実験です。

この実験では、「緑青の香り」をかがせたサルとそうでないサルに、「指示されたボタンを押し続ける課題を何回も続ける」という作業をさせました。すると時間が経《た》つにつれて「緑青の香り」をかいでいないサルの反応速度が遅くなり、パフォーマンスも低下しました。ところが、「緑青の香り」をかいだサルは、長時間作業を続けてもパフォーマンスの低下はあまり見受けられませんでした。

ヒトを対象とした実験でも「緑青の香り」の効果は確認されています。その香りの成分が鼻腔《びくう》の奥に並ぶ嗅《きゅう》細胞を刺激し、その刺激が感覚神経を介して脳の神経細胞へ入力され、脳の機能を高めて疲労を抑えるのだと考えられています。

「緑青の香り」は芳香剤や精油としても販売されていますが、アロマディフューザーを使うときには、同じ濃度でずっと香らせるのではなく、タイマーなどで強弱をつけて香らせると、より「ゆらぎ」が生じて、相乗効果で抗疲労作用が高まることがわかっています。

また、芳香剤や精油をわざわざ買わなくても、観葉植物などの緑色の葉っぱを1枚ちぎり、くしゃっと丸めるだけでも「緑青の香り」をかぐことができます。

イミダペプチドと違い、「緑青の香り」は、即効性が高い一方で、抗疲労作用はその場限りのものです。その特徴をふまえ、眠る直前や仕事などで疲れが溜まりそうなときに「緑青の香り」をかぐという使い方が効率的でしょう。

理想の休日のすごし方は犬や猫を見習う

休日に時間がとれたら、無理して温泉に行くよりは、自宅でゆっくりくつろぐほうが疲労回復の効果は望めます。この章の最後に、平日の疲れが溜まっているビジネスパーソンを想定して、「ゆらぎ」を活用した理想の休日のすごし方を考えてみましょう。

何よりも優先したいのは、睡眠時間の確保です。第三章でみたように、良質な眠りこそが疲労回復にとってもっとも有効な方法だからです。疲労回復に要する睡眠時間には個人差もありますが、朝起きたときにすっきりした感覚が得られることが理想です。

「明日は休みだから」と休日の前日に遅くまでお酒を飲む、また、残業やインターネットなどで夜更かしをしていると、翌朝はすっきりと起きることができません。昼まで寝ているると朝日で体内時計をリセットするチャンスが失われ、サーカディアン・リズムが乱れる恐れがあります。そこで、休日の前日は夜更かしをしないで、早めに寝て睡眠時間を確保することが、疲労を少しでも軽減するためのポイントになります。

先に触れたように、起床時はドキッとするような目覚まし時計のアラーム音ではなく、静かな音楽や小鳥のさえずり音などが徐々にボリュームアップするように設定しておくとストレスなく、爽《さわ》やかな目覚めが望めます。起きたらカーテンを開けて日の光を室内にとり入れて体内時計をリセットしましょう。直接に日の光を浴びると、紫外線のダメージで疲れをまねくので、室内でカーテンを開けて日光を感じるだけで十分です。

食事は1日3食が基本です。疲労回復作用が確認されているイミダペプチドを含む鶏の胸肉とクエン酸を含むレモンやオレンジなどの柑橘類を適量、とるようにします。

温泉地はもちろん、混雑するテーマパークやアウトレットなどに出かけると疲れるため、遠出をしないで日中は近所のコミュニティでのんびりすごします。自然が豊かな公園が近くにあれば、疲れない程度に散策するとミルキング・アクションで血流がよくなって疲労因子FFが減少し、風や木漏れ日の「ゆらぎ」効果で疲労が軽減されるでしょう。そのときは、紫外線カットのメガネや日傘を利用し、日光による紫外線を浴びすぎないように注意してください。

家に戻ったら、ソファーに横たわってくつろぎます。お手本になるのはペットの犬や猫がお腹《なか》をみせて無防備に寝転んでいる姿です。あの姿勢は、副交感神経が優位な状態のくつろぐ姿の手本です。そこでゲームに夢中になる、DVDで真剣に映画をみたりすると感情がゆさぶられて興奮し、交感神経が優位になって自律神経が疲労します。犬や猫のように何もしないのがいちばんの疲労回復になるのです。

さすがにそれでは退屈だという場合は、できるだけ頭を使わずに楽しめる漫画や雑誌をパラパラめくって拾い読みをしてすごしましょう。疲れがひどいときは、昼寝をしてもかまいませんが、油断して長時間眠ってしまうと夜眠れなくなるので、1〜2時間以内にとどめておきます。

また、家族や友人など、気の置けない人とコミュニケーションを交わすと、次章で紹介する脳の「ワーキングメモリ」が働いて疲労回復に役立ちます。親しい人と他愛ない雑談を楽しみ、愉快な時間をすごすことを意識してください。

第六章　脳疲労を軽減するためにワーキングメモリを鍛える

複数のことを同時に考えて行動する脳の力

ここまで述べてきたように、人が生命活動を充実させるためには、日常の生活で脳疲労を溜めないことと同時に、疲労に強い脳を作る方法を模索し、実践する必要があります。

疲労に強い脳を作るために重要な方法として、「ワーキングメモリ」を鍛えることがあります。

ワーキングメモリという言葉は、耳にしたことがある人も多いと思います。ワーキングメモリとは脳の働きのひとつを指し、「作業記憶」あるいは「作動記憶」とも呼ばれます。

人は何かの作業をするときに、過去に経験した記憶を参考にしながら複数のことを同時に行っています。

たとえば、パソコンで文書を作る場合は、複数の資料を読んで文面を考えつつ、モニタをみながらキーボードを打ち、文章を完成させようとします。自動車を運転するときには、走行の状態や周囲の状況を目で感知してどう運転するべきかを脳が判断し、カーナビで行き先をとらえながら手でハンドルを操作して足でアクセルとブレーキを踏む、助手席の誰かと会話をしながら目的地へ進むという作業を同時に行っています。

ワーキングメモリとは、このようにリアルタイムでインプットされる情報（短期記憶）を受けいれながら、過去の記憶、学習、理解など（長期記憶）と結びつけて複数のことを同時に考える、また行うことを可能にする脳の力、一連の動きを言います。

ワーキングメモリについては近年、認知心理学、脳科学、医学などの多くの分野で幅広い研究が行われています。解明がこれからの部分もありますが、その概念やメカニズムを知っておくこと、またワーキングメモリを強化する実践法は脳疲労の対策に大きく役立つと私は考えています。この章では、それに関する私の考察を述べたいと思います。

人を含むあらゆる動物は、過去の経験から学び、危険を回避し、獲物を得て生存しています。この経験は、脳では記憶として保存されています。

第一章では、記憶を質のタイプから「エピソード記憶」「意味記憶」「手続き記憶」の3つに分類しました（51ページ）。一方で記憶は脳の機能上、保存される期間から、短時間のみ保持される「短期記憶」と、長い期間にわたって保管される「長期記憶」の2つにわけられています。長期記憶は一般に、「経験」と呼ばれています。

刻々と移ろう環境の変化に対応するには、ここ数日間の短期記憶に加えて、たとえば去年のいまごろはどうだったのかという長期記憶を参照することが不可欠になります。

ワーキングメモリは、生きていくうえで必要となる短期記憶と長期記憶を密接にリンクさせる作業でもあります。

ワーキングメモリの中枢は、知的機能を担う大脳の前頭葉の前頭前野（36ページ）にあると考えられています。前頭前野は、もっとも効率的に作業を達成できるよう、うまく注意配分して脳全体を有効活用する働きを担っています。ワーキングメモリが優れているということはつまり、脳全体をうまく活用し、複雑な作業を省力化して効率よく行う能力が高いことを意味しています。

第一章で、集中力を高めるのは危険な行為であると言いました。大脳のひとつの部位だけを使うことに集中せずに、ほかの多くの部位を効率的に使うことができると、脳疲労が蓄積しにくくなると考えられます。

これはスポーツにおける体の使い方に似ています。

スポーツが得意な人は、全身の筋肉を滑らかに連携させて動かすことができます。複雑な動きでも特定の筋肉に負担を集中させずに筋肉への負荷を最小限に抑えるようにしているのです。

一方で、いわゆるスポーツが不得手なタイプの人は、複数の筋肉を滑らかに動かすことができず、動きがぎこちなくなります。負荷を分散することができないため特定の筋肉に負担がかかり、ダメージが集中することになります。

トレーニングによってスポーツが上達するように、訓練や習慣、経験によってワーキングメモリを鍛えることは可能です。ワーキングメモリを強化すれば、脳疲労を予防する体質になることが可能だと私は考えています。

ワーキングメモリを鍛えて認知機能の衰えを抑制する

脳の神経細胞は、領域によって担っている機能が違います。これを「局在性」と言いますが、ワーキングメモリを使っていると、神経細胞は、認知、運動、感情、記憶、学習など複数の機能を使いこなす「マルチプレーヤー」として成長します。

野球選手にたとえてみましょう。選手には、ピッチャー、キャッチャー、内野手、外野手という専門があります。しかし、どの選手も野球選手としての素養があるため、練習をすれば複数のポジションをこなせるマルチプレーヤーとして成長すると予想できます。

神経細胞がマルチプレーヤーになると、脳のある部位がダメージを受けてもホメオスタシス（19ページ）が働いて脳全体の機能を保つことにつながります。なぜそうなるかを説明しましょう。

たとえば、65歳以上の高齢者の脳をＭＲＩ（核磁気共鳴映像法）で撮影すると、小さな脳梗塞（脳の血管が詰まり、神経細胞が壊死《えし》する病気）が複数みつかるケースが多いのですが、自覚症状がない場合がほとんどです。なぜなら、脳梗塞で壊死した神経細胞の機能を周囲の神経細胞が補い、助けながら担うようになるからです。

脳梗塞などの脳血管障害が進むほど、ダメージを受ける神経細胞は増えて人の認知機能は低下していきます。これは脳血管性認知症の一因ともなります。

ところが、同程度の脳血管障害が進んでいる人たちの認知機能が同じレベルであるかというと、そうではありません。認知機能が大きく低下する人と、そうでない人がいます。その違いには、神経細胞がどれだけマルチプレーヤー化しているかが関係していると考えられています。

神経細胞の多くがマルチプレーヤー化していれば、脳梗塞のような脳血管障害が同時多発的に起こったとしても、互いに補いあったうえでの総合力で脳機能全体をカバーできるようになります。そうすれば、認知機能の低下を抑えることができるわけです。

このことは、脳の局在性を生かすことを意味します。領域によって違った働きを担いながら、ひとつの部位がダメージをこうむるとほかの部位でカバーすることは、脳の機能を維持して脳疲労を予防することにつながります。

「トップダウン処理」の力を強化する

人間の脳の情報処理の仕組みは、「ボトムアップ処理」と「トップダウン処理」にわけられます。この両者は非常に対照的な働きをします。

ボトムアップ処理は情報を一つひとつ順番に積み上げて処理しようとしますが、トップダウン処理は全体を俯瞰してから効率的に処理しようとします。両者を比べると、トップダウン処理のほうが情報処理法としては効率的ですが、このトップダウン処理を牽引《けんいん》しているのが、ほかならぬワーキングメモリです。

たとえば、学校で席替えが行われたあと、クラスメイトの要領のいいA君がどこに座っているのかを確認するシーンを想定してみます。

ボトムアップ処理では、最前列から順番に確認しながら、A君がどこにいるのかを探していきます。確実な方法ですが、全員の確認が必要となるため、効率がよいとは言えません。それに対してトップダウン処理では、「A君は要領がいいから席替えで先生の真正面になる最前列に位置取りするはずがない。むしろ先生の目が届きにくい最後列、しかも教室から抜け出しやすい席を取っているに違いない」と仮説を立てます。そうして最後列の端からA君を探していく。これがワーキングメモリによる「トップダウン処理」です。

経験を積むと、複数の作業を同時にこなすことで効率を上げるワーキングメモリを使い、仮説を立てて実践する、検証するというトップダウン処理の能力は向上していきます。一方、ボトムアップ処理の能力は、25歳前後をピークとして加齢により少しずつ低下していくことがわかっています。

これまで、何かひとつのことに集中するよりも、注意力を分散させるほうが脳疲労は軽減すると述べてきました。ワーキングメモリを使うトップダウン処理はそのとおり、注意力を分散させて学習するという能力ですから、必然的にこの力を鍛えると脳疲労の蓄積を避けることが可能になります。

ワーキングメモリとトップダウン処理の力を鍛えることを意識すると、ビジネスパーソンの仕事の能力にもよい影響を及ぼすでしょう。実践法はこのあとで紹介します。

「記憶のタグつけ」で情報を有効活用する

ワーキングメモリは情報の処理を効率化するために、「記憶のタグつけ」という作業を行っています。

人の脳の記憶容量は、物理的に記憶容量を増設できるコンピュータと違って限界があります。

そのため、インプットされてくる情報を丸暗記するのではなく、キーワードや重要度に関連づけて（記銘）、記憶として脳に保管し（保持）、必要に応じてそれらを検索し（再生・再認）、タイミングよく活用しています。

記憶の過程は、この「記銘」「保持」「再生・再認」の3段階で構成されます。これらを効率よく行うために重要な役割を担うのが、「記銘」にあたる「記憶のタグつけ」です。

たとえば、「青色ＬＥＤ」という単語からは、いろいろな事柄が思い浮かびます。多くの人の頭には「ノーベル物理学賞」「イルミネーション」「特許訴訟」「日本人」「光の三原色」「名古屋大学」「徳島大学」「カリフォルニア大学サンタバーバラ校」……といったキーワードが浮かんでくるでしょう。このようなキーワードが「記憶のタグ」になります。

ひとつの情報を記憶するときに複数の個性的なタグをつけておくと、その情報が必要になったときにワーキングメモリが即座に検索するようになります。

何かを記憶するときには、その情報はまず短期記憶として脳に保持されます。この時点ではまだタグつけは行われていません。

脳はその短期記憶された情報にキーワードや重要度を設定していきます。これが「記憶のタグつけ」と呼ばれる作業であり、ワーキングメモリの機能のひとつでもあります。こうしてタグつけされた情報については脳が重要だと判断し、長期記憶として大脳に保管していきます。

長期記憶には膨大な情報が収められていますが、タグによって記憶が整理されていれば、ワーキングメモリは瞬時にいまほしい情報をみつけ出し、活用することができるようになります。記憶のタグつけは、ワーキングメモリを強化するための基礎力となります。

効果的な「記憶のタグつけ」のコツは感動すること

では、記憶のタグつけを効率的に行う方法を考えてみましょう。

長期記憶はしばしば、無数の引き出しを持つ巨大なタンスにたとえられます。

このタンスを十二分に活用するには、ひとつの引き出しにできるだけ多くの、中身がわかる有効なタグをつける必要があります。

前述の「青色LED」では、多くのキーワードを想起してタグをつけた人ほど、たくさんの引き出しに「青色LED」の情報が収められていることになります。

別のタイミングで、「ノーベル物理学賞」というタグのついた引き出しを全部開けると、「青色LED」を収めた引き出しも開くため、脳が重要と認識して記憶が強化されることになります。

もしも「青色LED」を「青」「電球」という個性に欠けるタグで保存していたら、「ノーベル物理学賞」という情報は検索されず、いずれ大脳がこのタグは重要度が低いと判断して長期記憶から消去する可能性があります。

173ページで触れたように、記憶は質のタイプから、「エピソード記憶」「意味記憶」「手続き記憶」に分類されます。このうち、「手続き記憶」は一度覚えるとなかなか忘れることがないため、記憶のタグつけには関与しないと考えられます。タグつけに深く関係するのは、意味記憶とエピソード記憶です。

意味記憶とは、勉強や本で得た一般的情報、知識による記憶を指します。これに対してエピソード記憶とは、情報や知識に場所、時間、空間など個人的な経験や感情、感動が付随する記憶を言います。

たとえば「みかん」を例にとると、意味記憶の場合は「みかんは柑橘類で、皮をむくと中にいくつかの袋に包まれた実が入っている」という情報になります。エピソード記憶は、「子どものころのお正月に、おばあちゃんの家で、こたつに入ってテレビをみながらおばあちゃんといっしょにたくさんのみかんを食べた。毎年楽しみにしていた」など、いつ、どこで、どのようなことがあったか、どう感じていたかという情景やストーリーを合わせ持つ記憶を言います。

一般に、「私って記憶力が悪い」という場合は、このエピソード記憶を指すことが多いのですが、実は、タグつけをうまく行うことでエピソード記憶は飛躍的に改善します。記憶のタグつけを効率的に行うためには、記憶に、お正月、おばあちゃんの家、こたつなどのタグ、つまり付随情報を伴うこと、中でも、喜怒哀楽や感動が伴うことが重要だとわかっています。

脳科学の観点からその理由を説明しましょう。

短期記憶をつかさどるのは脳の「海馬《かいば》」という部位です。海馬は脳の中心部にあって、人の小指ほどの大きさでタツノオトシゴ（別名が海馬）の形に似ているためにそう呼ばれており、人の「記憶の指令センター」の役割を担っていることが判明しています。

海馬は、刻々と脳にインプットされる情報について、「この記憶は重要だ」と判断した内容を大脳皮質に移します。それが長期記憶として保管されていきます。

ではこのとき、海馬は、どのようにして情報の重要性を識別するのでしょうか。

まず、繰り返しインプットされる内容については重要だと判断します。また、海馬の下にある「扁桃体《へんとうたい》」という直径1㎝ほどの小さな器官も、重要性の判断に関与していることが知られています。

扁桃体は喜怒哀楽などの情動や好き嫌い、快・不快などの感覚をつかさどっていて、それを海馬に直接伝える役割を担っています。つまり、いまインプットされた短期記憶のうち、喜怒哀楽や心をゆさぶられるような感動を伴った情報があれば、扁桃体が察知して海馬に「これは重要だ」と伝達し、海馬はそれを長期記憶の保管庫である大脳皮質に移すというメカニズムになっているのです。記憶は感情や感動に大きく影響されるということが、科学的に説明できるわけです。

このように、記憶に感動が伴うと、意味記憶にはないエピソード記憶としての複数の多様なタグが生まれ、長期記憶に保管されていくことになります。

ヒトはそのタグを利用して記憶を想起するわけですが、楽しかった、悲しかったなどの感動タグがよみがえった場合に、さらに繰り返し記憶されることになります。するとその記憶内容は強化され、記憶のアウトプットのための検索が効率化することにつながります。

ワーキングメモリの基礎力は「再生」にあり

ワーキングメモリを強化するときに大事なのは、記憶の「再生」能力です。人は記憶を想起するとき、「再生（Recall）」と「再認（Recognition）」を行っています。これらは認知心理学の用語ですが、「再生」とは「ヒントなく過去の事象を自分で思い出す」ことで、「再認」とは「ヒントや選択肢など連想によって思い出す」ことを言います。

「再生」の能力は加齢とともに低下し、「再認」は加齢には左右されにくいことがわかっています。たとえば、長い間会っていない知人、昔の映画スターの名前を思い出せなくて、「あの人の名前、ほら、ああ、のど元まで出てきているのに」という経験は、「再生」の能力がダウンしていることに起因します。

一方、その状況のときに誰かに、「それは佐藤さんの友人では?」とヒントを与えられると、「そうそう」とすぐに相づちが打てる、もしくは「違う、その人ではない」と正誤が答えられるのは、「再認」の能力によります。

ワーキングメモリとは、いますぐ必要な情報を自分の長期記憶から的確に引き出して有効に使う能力だと言いましたが、ワーキングメモリの基礎を強化するには、「再生」力を鍛える必要があるわけです。

ここで重要視されるのが、前述の、記憶に感動が伴うかどうかということになります。具体的にどうすれば記憶に感動を伴うことができるのかというと、日常生活のすごし方に関わってくると考えられます。毎日が仕事と家事の繰り返しであれば感動する機会は少ないでしょうが、趣味やスポーツの時間を持つ、展覧会に出かける、旅をする、友人と会話を楽しむなどの行動を起こすことにより、そのとき、その時間、その場所、その状況での新しい情報を、喜怒哀楽を伴う感動した事象として個々のタグをつけることができます。すると自然と「再生」力の向上につながっていきます。

日常的にワーキングメモリを鍛える3つの方法

ここまでワーキングメモリについて考えてきましたが、これらを総合的にみると、ワーキングメモリはあらゆる仕事の能力や効率化と密接に関係していることがわかります。

仕事では多くの情報を的確にスピーディに処理することが求められますが、ワーキングメモリを活用すれば、効率的な情報処理が行えるようになります。

ワーキングメモリを強化することは脳疲労を予防することにつながると述べましたが、疲労回復、疲労予防とともにより充実した創造的な日々を送るには、何が必要になるのでしょうか。私からの提案をまとめてみます。

それには大きく3つの方法があります。

ひとつ目は記憶を有効活用するために、ものごとを多面的にみる習慣をつけることです。

すでに触れたように、ものごとを多面的にみてタグつけする数が多い記憶ほど検索しやすくなり、そこに感動が伴うと検索効率はさらに向上します。「嬉《うれ》しい」「悲しい」「驚いた」「楽しい」「悔しい」……。感動の種類は問いません。

2つ目は、多くの人と会話をしてコミュニケーションを交わすことです。公私ともに、メールのみのやり取りが増えていますが、人と人がフェイス・トゥ・フェイスで行う会話のほうがワーキングメモリの活用度は数段、高くなります。

人と会ってコミュニケーションをとる際には、相手の話を聞いて理解しつつ、記憶と経験を瞬時に検索して引き出し、自分の意見として相手に伝えます。それに対して相手からは想定外の返事がくる場合もあるでしょう。そうした状況に臨機応変に対応し、会話のキャッチボールが楽しめるということは、ワーキングメモリを活用しているからにほかなりません。同時に記憶のタグつけ作業と「再生」を繰り返すことにもなっています。こうしてワーキングメモリは自然に鍛えられていくと考えられます。

3つ目は世の中のいろいろな事象に興味を持ち、多趣味になることです。自分の趣味の領域には誰もが興味を持ちます。たくさんの趣味があるほど、さまざまな分野の事柄に感動しやすくなり、タグつけされた記憶が増えていきます。

趣味と言っても、高尚なものである必要も、お金がかかるものである必要もありません。好物の食べ歩き、古いマッチの収集など、いわば自己満足の趣味で十分です。感動は、そうした満足感に導かれるものといえるからです。こうしてオリジナルなタグをつけた記憶が増えれば、活発に自分らしくワーキングメモリを使うことができるようになります。

　このことは、脳疲労を抑えながら、生き生きとした人生を送るための第一歩になるはずです。

あとがきにかえて

本書を執筆中に、私は東京の新橋駅近くに、「東京疲労・睡眠クリニック」を開院しました。特任教授を務める大阪市立大学大学院医学部での研究成果を、これまで以上に臨床の場に直接還元できるようにと、疲労を訴えられる患者さんの治療にあたっています。

皆さんの中には、日々の疲れの蓄積に気づきながらも、多忙な時間に追われ、治療や回復法を試すどころか、なんとなくごまかしながらすごしている方も多いのではないでしょうか。

本書では、疲労回復に関する間違った情報の検証、また、最新科学で解き明かされた疲労の原因と実態、回復法の真実について詳しく述べてきました。

「脳の疲れが引き起こす眼精疲労」「長時間のデスクワークによる疲労」「週末のあわただしい旅行や早朝ゴルフ」「疲労感なき疲労」「寝酒が睡眠を妨げる」「いびきをかくと疲れ

る」「睡眠時無呼吸症候群かもしれない」。これらのことに思い当たり、ハッとされたなら、この疲れはどこから来るのだろうか、なぜこうも疲れるのか、寝ても回復しないのはどうしてなのかと、本書を考えるきっかけにしていただければ幸いです。

体でもっとも疲労しているのは自律神経であると述べましたが、自律神経の疲労度はいま、脈拍や睡眠の様子を機器で計測して、簡単かつ客観的に知ることができるようになりました。またリトマス試験紙のように、検査紙に唾液をつけるだけで疲労度を客観的に調べる検査法も数年以内には自宅でできるようになるでしょう。血圧計が一般家庭に普及したように、「疲労測定器」が一家に一台、日本の家庭に備わる日は遠くないと思われます。

疲労困ぱいの日々にあって本書を手に取ってくださったなら、これを機に科学的根拠に基づいた、皆さんにとっての適切な疲労回復法を試してくださることを願っています。

平成二八年四月吉日

梶本修身

梶本修身（かじもと　おさみ）

医学博士。大阪市立大学大学院疲労医学講座特任教授。東京疲労・睡眠クリニック院長。一九六二年生まれ。大阪大学大学院医学研究科修了。二〇〇三年より産官学連携「疲労定量化及び抗疲労食薬開発プロジェクト」統括責任者。ニンテンドーDS『アタマスキャン』をプログラムして「脳年齢」ブームを起こす。著書に『間違いだらけの疲労の常識　だから、あなたは疲れている！』『最新医学でスッキリ！「体の疲れ」が消える本』他。

集英社新書〇八二九I

すべての疲労《ひろう》は脳《のう》が原因《げんいん》

二〇一六年四月二〇日　第一刷発行
二〇一六年五月二二日　第三刷発行

著者……梶《かじ》本《もと》修《おさ》身《み》
発行者……加藤　潤
発行所……株式会社集英社
東京都千代田区一ツ橋二-五-一〇　郵便番号一〇一-八〇五〇
電話　〇三-三二三〇-六三九一（編集部）
〇三-三二三〇-六〇八〇（読者係）
〇三-三二三〇-六三九三（販売部）書店専用
装幀……原　研哉
印刷所……大日本印刷株式会社　凸版印刷株式会社
製本所……株式会社ブックアート
定価はカバーに表示してあります。

ISBN 978-4-08-720829-0 C0247

Printed in Japan

a pilot of wisdom